SMOTI DETOX LIBËR GATIMIN

100 RECETA TË THJESHTA DHE TË LEHTA

Fatos Daja

Të gjitha të drejtat e rezervuara.
Mohim përgjegjësie
Informacioni i përmbajtur në këtë eBook synon të shërbejë si një koleksion gjithëpërfshirës i strategjive të eksploruara nga autori i këtij libri elektronik. Përmbledhjet, strategjitë, këshillat dhe truket janë vetëm rekomandime të autorit dhe leximi i këtij libri elektronik nuk garanton që rezultatet tuaja do të pasqyrojnë me saktësi gjetjet e autorit. Autori i librit elektronik ka bërë çdo përpjekje të arsyeshme për të ofruar informacion aktual dhe të saktë për lexuesit e librit elektronik. Autori dhe kontribuesit e tij nuk do të mbajnë përgjegjësi për ndonjë gabim ose lëshim të paqëllimshëm që mund të gjendet. Materiali në eBook mund të përmbajë informacion nga palë të treta. Materialet e Palëve të Treta përmbajnë opinione të shprehura nga pronarët e tyre.

Ebook është e autorit © 2024 me të gjitha të drejtat e rezervuara. Është e paligjshme rishpërndarja, kopjimi ose krijimi i veprave të prejardhura nga ky eBook tërësisht ose pjesërisht. Asnjë pjesë e këtij raporti nuk mund të riprodhohet ose rishpërndahet në asnjë formë pa lejen e shprehur dhe të nënshkruar me shkrim të autorit.

TABELA E PËRMBAJTJES

TABELA E PËRMBAJTJES 3
PREZANTIMI 7
SHOKES PROTEINALE DHE SMOOTHIES 8
   1. Smoothie me manaferra proteinike dhe banane 9
   2. Super Shake me Spinaq dhe Berry 11
   3. Shake me mollë dhe kokrra të mëdha 13
   4. Shake me arrë me qershi 15
   5. Shake me mollë dhe spinaq të pjekur 17
   6. Shake i fuqishëm tropikal i gjelbër 19
   7. Beet and Berry Shake 21
   8. Shake me çokollatë të dyfishtë me nenexhik dhe arra 23
   9. Kremsicle me fara liri portokalli 25
   10. Shake me kanellë me bollgur dhe bajame 27
SMOOTHI SHTRËNIME DHE HIDRATUES 29
   11. Smoothies kafeje me çokollatë 30
   12. Shake për stërvitje me proteina jam 32
   13. Gojëkë Pina Colada Shafran I Indisë S. 34
   14. Bukë banane dhe tërshërë hidratuese e gojës 36
   15. Manaferrat dhe krem Shake 38
   16. Kokrra e kuqe shafran i Indisë S. 40
   17. Shake me djathë luleshtrydhe 42
   18. Smoothie me proteina pjeshke dhe kosi 44
   19. Shake proteinash me banane pas stërvitjes 46
   20. agrumeve, pjeprit dhe karrotës 48
LËNGJ ME ARRË DHE SMOOTHIES 50
   21. Smoothie me kikirikë, kefir dhe nenexhik 51
   22. Smoothie me fiku dhe arra 53
   23. Smoothie me fruta jeshile dhe shqeme 55

24. Smoothie me bajame dhe banane 57

25. Smoothie me bajame dhe boronicë 59

26. Smoothie me bajame dhe kapuçino 61

27. Smoothie me limon dhe spinaq me arra 63

28. Luleshtrydhet dhe arrat Macadamia 65

29. Qershi, Vanilje dhe Macadamia 67

30. Xhenxhefil, shqeme dhe boronicë e egër 69

FRUTA DHE SMOOTHIES 71

31. Smoothie Berry Green 72

32. Smoothie me kokrra ananasi 74

33. Smoothie freskuese jeshile 76

34. Smoothie me kokrra kokosi jeshile 78

35. Smoothie me banane dhe Goji Berry 80

36. Lëng përforcues i agrumeve dhe mollëve 82

37. Përzierje detoksifikuese të mollës dhe panxharit 84

38. me shegë dhe limon 86

39. Lëng freskues i kumbullave të thara dhe limoni 88

40. Përzierje e shëndetshme e rrushit të kuq dhe shegës 90

LËNG DHE SMOOTHIES VEGGIE 92

41. Spinaqi, ananasi dhe çaji jeshil 93

42. Smoothie me kastravec, selino dhe spinaq 95

43. Spinaq, Dardhë dhe Fiq 97

44. Lëng i kuq i domateve dhe tabaskos 99

45. Perime kryqëzore dhe nenexhik 101

46. Përzierje me mollë, kopër dhe selino 103

47. Smoothie me kastravec, selino dhe lakër jeshile 105

48. Smoothie me proteina bizele bore 107

49. Makinë marule dhe fasule jeshile 109

50. Koktej Jerusalem Angjinarja dhe Cilantro 111

LËNG DHE SMOOTHI TË ËMBËL E KËQTSHË 113

51. Smoothie me luleshtrydhe, fara liri dhe mollë 114

52. Lëng i nxehtë Jalapeño dhe panxhar 116

53. Lëng vishnje dhe boriloku 118

54. Smoothie me boronicë me lakërishtë 120

55. Smoothie me limon jeshil dhe kastravec 122

56. Smoothie me fruta dhe proteina jeshile 124

57. Smoothie me zarzavate, Chia dhe Mango 126

58. Përzierja e xhenxhefilit, mollës dhe karotave 128

59. Domate, kastravec dhe limon 130

60. Përzierje lëngjesh të ëmbël dhe të lezetshme 132

FRUTA DHE ZHELBORË 134

61. Berry Green 135

62. Smoothie për djegien e dhjamit 137

63. Mollë- Smoothie me luleshtrydhe 139

64. Smoothie me manaferra jeshile 141

65. Smoothie Peach Berry 143

66. Smoothie me manaferra pjeshke me spinaq 145

67. Smoothie me spinaq ananasi 147

68. Smoothie me kokrra ananasi 149

69. Smoothie me boronicë 151

70. Smoothie me manaferra me spinaq 153

71. Smoothie mango me mollë 155

72. Smoothie me kale pineapple 157

73. Smoothie ditor për dobësim me gëlqere dhe kopër 159

74. Smoothie ëndrrash me lakër jeshile pjeshke 161

75. Smoothie për ftohës me shalqi 163

76. Smoothie me mollë me kanellë 165

77. Smoothie Chia me çokollatë 167

78. Smoothie me çaj jeshil me xhenxhefil 169

79. Smoothie Colada jeshile 171

80. Smoothie me çokollatë me nenexhik 173

81. Smoothie Sunny C Delight 175

82. Smoothie me luleshtrydhe dhe krem 177

83. Smoothie me gëlqere pa qumësht 179

84. Smoothie me xhenxhefil dhe boronicë të egër 181

85. Smoothie me kapuçin 183

86. Smoothie vanilje qershie 185

87. Goji dhe Chia 187

88. me fruta kokosi 189

89. Smoothie Sleepy 191

90. Smoothie suksesi 193

91. jeshile dhe Smoothie me fiq 195

92. Smoothie për mëngjes me kivi 197

93. Smoothie me manaferra dhe kopër 199

94. Smoothie me kungull i njomë, dardhë, mollë 201

95. me avokado dhe manaferra 203

96. Smoothie Green Powerhouse 205

97. Smoothie për biberonin e stomakut 207

98. Smoothie për rritjen e imunitetit 209

99. Smoothie me pije ultra-cool 211

100. Smoothie detoksike me domate 213

PËRFUNDIM **215**

PREZANTIMI

Smoothies, lëngjet dhe shake-t janë alternativa me pak kalori, të pasura me fibra dhe lëndë ushqyese që mund të ndihmojnë në reduktimin e dëshirave, promovojnë shëndetin e tretjes dhe ju mbajnë të ngopur për më gjatë.

Është e lehtë të tërhiqesh dhe të shtosh përbërës që e kthejnë Smoothie-n tënd në një bombë kalorike të mbushur me sheqer, super-ëmbël, ose t'i serviresh tepër sepse janë shumë fleksibël dhe të mrekullueshëm. E gjithë kjo nënkupton që ju duhet të dini pse po përgatitni një Smoothie ose Shake për të kontrolluar përbërësit dhe sasinë.

Për më tepër, ndërsa një smoothie ose shake me pak kalori, kur përgatitet siç duhet, mund të jetë një shtesë e shkëlqyer për një dietë për humbje peshe, sepse është e lartë në vitamina, minerale, antioksidantë, fibra dhe madje edhe proteina, është vetëm një pjesë e bashkim pjesësh figure.

SHOKES PROTEINALE DHE SMOOTHIES

1. Smoothie me manaferra proteinike dhe banane

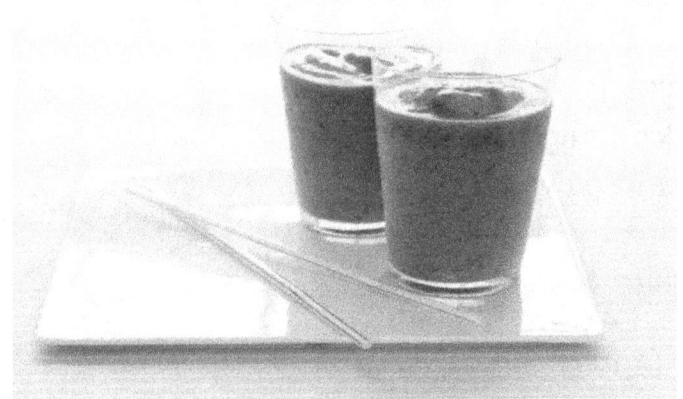

KOHA TOTALE PËR PËRGATITJE: 5 MINUTA
SHERBIMET: 2

PËRBËRËSIT:
- ½ banane e pjekur
- ½ filxhan mjedra të ngrira
- ¾ filxhan qumësht pa yndyrë
- 2 lugë gjelle pluhur proteine whey vanilje
- ½ filxhan boronica të ngrira
- 5 kube akulli

DREJTIMET
a) Në një blender, përzieni gjithçka derisa të jetë plotësisht e qetë.

USHQIMI
Kalori 253
Yndyrë 5 g
Yndyrë të ngopura 1 g
Karbohidratet 45 g
Fibra 9 g
Sheqer 24 g
Proteina 11 g

2. Super Shake me Spinaq dhe Berry

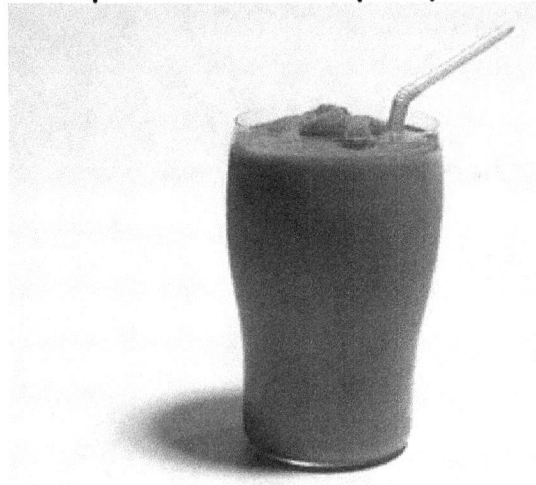

KOHA TOTALE PËR PËRGATITJE: 5 MINUTA
SHERBIMET: 2

PËRBËRËSIT:
- 2 gota manaferra të përziera
- 10 ons ujë
- 1/2 filxhan kos të thjeshtë
- 1 filxhan spinaq
- 2 lugë pluhur proteine vanilje
- 1 lugë gjelle arra
- 1 lugë gjelle fara liri të bluar

DREJTIMET
a) Në një blender, përzieni gjithçka derisa të jetë plotësisht e qetë.

USHQIMI
Kalori: 191 kcal
Karbohidratet: 47 g
Proteina: 3 g
Yndyra: 2 g
Yndyrë të ngopura: 1 g
Fibra: 8 g
Sheqeri: 28 g

3. Shake me mollë dhe kokrra të mëdha

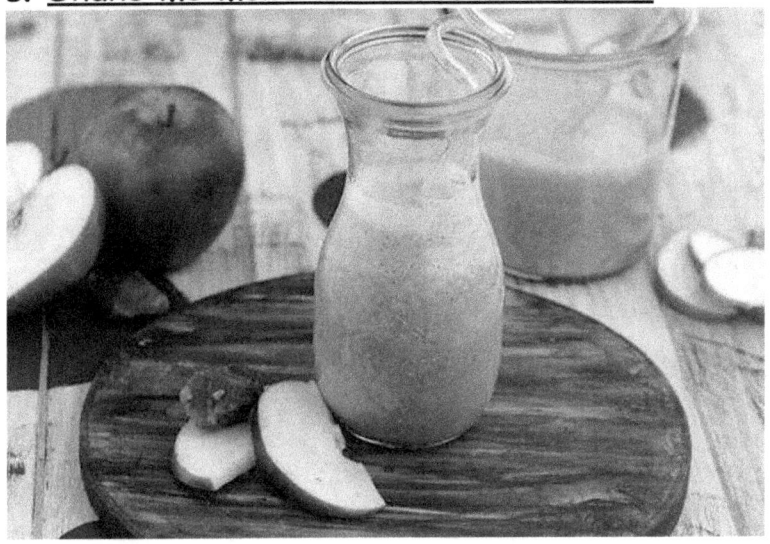

KOHA TOTALE PËR PËRGATITJE: 5 MINUTA
SHERBIMET: 2

PËRBËRËSIT:
- 2 lugë bajame
- 10 ons ujë, qumësht ose kos
- 2 lugë proteina me shije vanilje
- 1 filxhan spinaq
- ¼ filxhan tërshërë të papjekur
- 1 mollë, me bërthama dhe të prera në feta
- Akull sipas nevojës
- Kanellë, për shije

DREJTIMET
a) Në një blender, përzieni gjithçka derisa të jetë plotësisht e qetë.

USHQIMI
535 kalori
58 g proteina
13 g yndyrë
46 g karbohidrate
9 g fibra

4. Shake me arrë me qershi

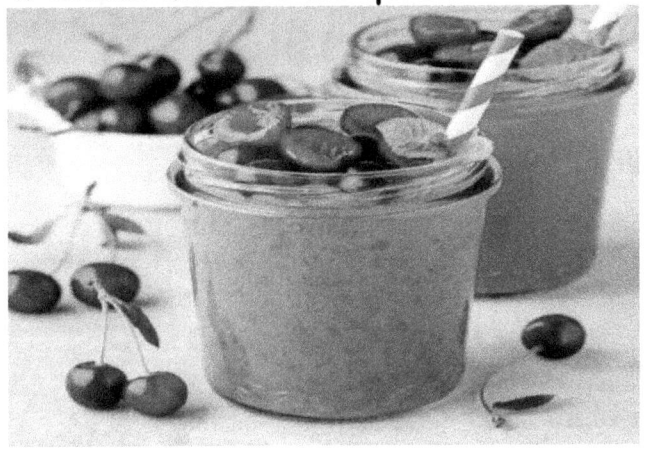

KOHA TOTALE PËR PËRGATITJE: 5 MINUTA
SHERBIMET: 2

PËRBËRËSIT:
- 2 lugë proteina pluhur
- 2 gota qershi të ëmbla të errëta, gropat e hequra
- 10 ons ujë, qumësht ose kos
- 1 filxhan spinaq
- 1 lugë gjelle arra
- 1 lugë gjelle liri i bluar
- 1 lugë gjelle thumba kakao ose pluhur kakao të errët

DREJTIMET
a) Në një blender, përzieni gjithçka derisa të jetë plotësisht e qetë.

USHQIMI
Kalori 307
Yndyra totale 12 g
Karbohidratet 48 g
Fibra 8 g
Sheqer 32 g
Proteina 6 g

5. Shake me mollë dhe spinaq të pjekur

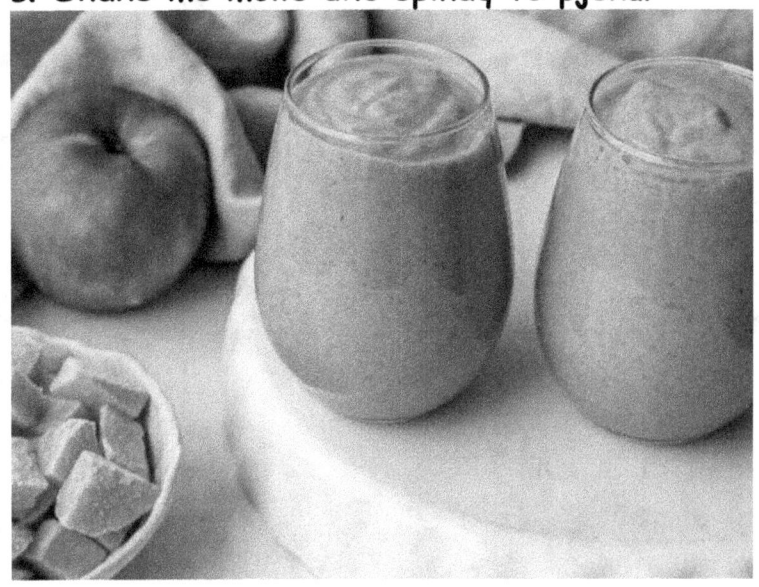

KOHA TOTALE PËR PËRGATITJE: 5 MINUTA
SHERBIMET: 2

PËRBËRËSIT:
- 10 ons ujë, qumësht ose kos
- 1 lugë gjelle bajame
- 2 lugë pluhur proteine me shije vanilje
- 1 mollë, bërthama e hequr dhe e prerë në feta
- 1 filxhan spinaq
- 1 lugë gjelle liri të bluar
- 1 lugë gjelle fara susami
- Kanellë për shije
- Akull sipas nevojës

DREJTIMET
a) Në një blender, përzieni gjithçka derisa të jetë plotësisht e qetë.

USHQIMI
Kalori: 146 kcal
Karbohidratet: 30 g
Proteina: 4 g
Yndyra: 3 g
Yndyrë të ngopura: 1 g
Fibra: 4 g
Sheqeri: 20 g

6. Shake i fuqishëm tropikal i gjelbër

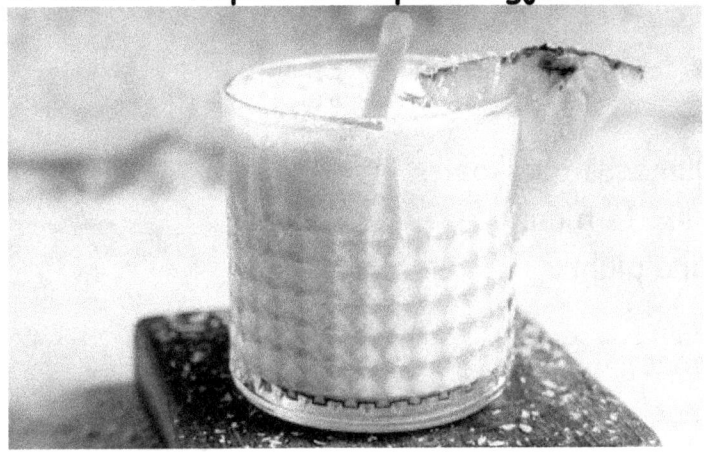

KOHA TOTALE PËR PËRGATITJE: 5 MINUTA
SHERBIMET: 2

PËRBËRËSIT:
- 10 ons ujë, qumësht ose kos
- 1 lugë gjelle liri të bluar
- 2 lugë proteina pluhur
- ½ banane
- 1 filxhan ananas
- 1 filxhan spinaq
- 2 lugë gjelle me thekon kokosi
- ½ filxhan kos të thjeshtë

DREJTIMET
a) Në një blender, përzieni gjithçka derisa të jetë plotësisht e qetë.

USHQIMI
Kalori: 246 kcal
Karbohidratet: 40 g
Proteina: 6.4 g
Yndyrë: 3.1 g
Yndyra e ngopura: 1.6 g
Fibra: 5.3 g
Sheqeri: 40.8 g

7. Beet and Berry Shake

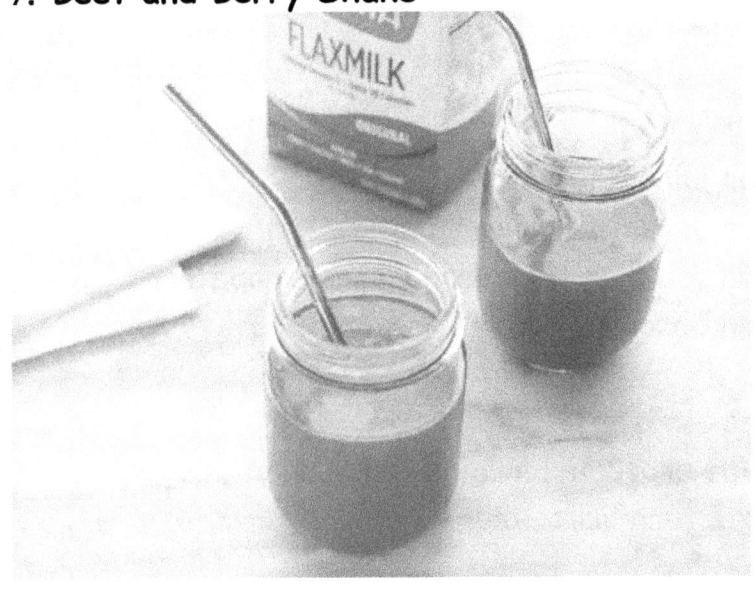

KOHA TOTALE PËR PËRGATITJE: 5 MINUTA
SHERBIMET: 2

PËRBËRËSIT:
- 1/2 filxhan luleshtrydhe
- 1/2 filxhan qershi të ngrira
- 1/2 filxhan panxhar të papërpunuar të copëtuar
- 1/2 filxhan boronica
- 8 ons ujë
- 1/2 banane
- 2 lugë gjelle proteinë hirrë me çokollatë
- 1 lugë gjelle fara liri të bluar

DREJTIMET
a) Në një blender, përzieni gjithçka derisa të jetë plotësisht e qetë.

USHQIMI
Kalori për shërbim: 181
Yndyrë totale 1 g
Karbohidrate 43.6 g
Fibra dietike 8 g
Sheqerna 28 gr
Proteina 3.8 g

8. Shake me çokollatë të dyfishtë me nenexhik dhe arra

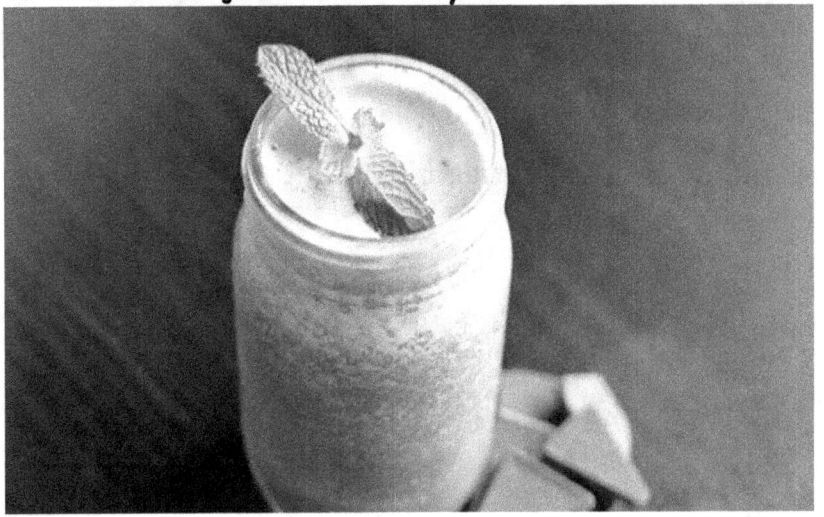

KOHA TOTALE PËR PËRGATITJE: 5 MINUTA
SHERBIMET: 2

PËRBËRËSIT:
- 2 lugë gjelle pluhur proteine çokollate
- 2 lugë kakao pluhur
- 3/4 filxhan qumësht bajame me çokollatë
- 1 lugë gjelle arra
- 1 lugë gjelle thumba kakao
- 2 gjethe nenexhiku
- 4 kube akulli
- $\frac{1}{4}$ filxhan ujë

DREJTIMET
a) Në një blender, përzieni gjithçka derisa të jetë plotësisht e qetë.

USHQIMI
Kalori 210
Karbohidrate 15 g
Yndyrë 3.5 g
Fibra 6 g
Proteina 30 g
Yndyrë të ngopura 0 g
Sheqer 5 g

9. Kremsicle me fara liri portokalli

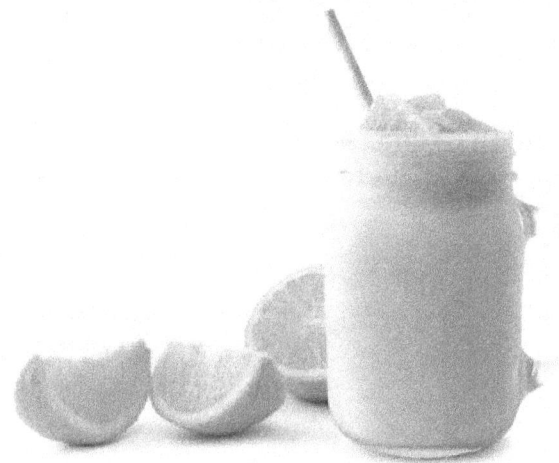

KOHA TOTALE PËR PËRGATITJE: 5 MINUTA
SHERBIMET: 2

PËRBËRËSIT:

- 2 lugë gjelle pluhur proteine vanilje
- ¼ lëvozhgë portokalli
- 1 lugë gjelle arra
- 2 lugë gjelle miell fara liri
- 1 portokall
- 1 gotë ujë
- ½ filxhan lëng portokalli
- 3 kube akulli

DREJTIMET

a) Në një blender, përzieni gjithçka derisa të jetë plotësisht e qetë.

USHQIMI

Kalori 217
Yndyra totale 10.6 g
Karbohidrate totale 26.5 g
Sheqerna 21.7 gr
Proteina 5.9 g

10. Shake me kanellë me bollgur dhe bajame

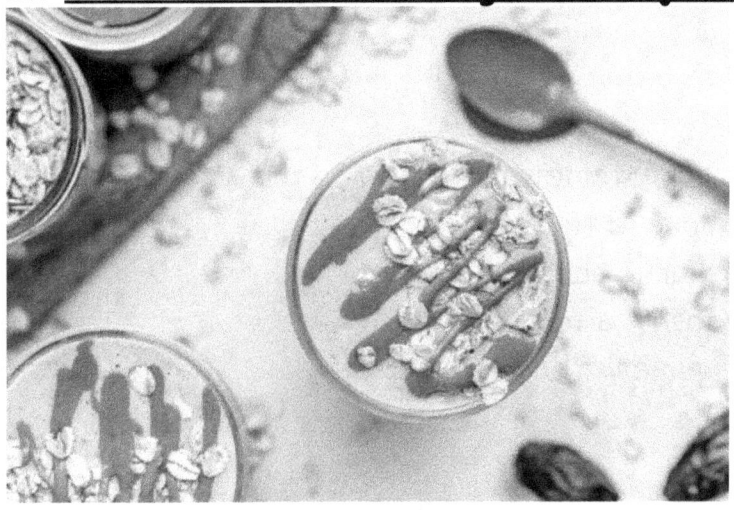

KOHA TOTALE PËR PËRGATITJE: 5 MINUTA
SHERBIMET: 2

Përbërësit
- 2 lugë pluhur proteine vanilje
- ½ lugë çaji kanellë të bluar
- 1 lugë çaji shurup panje të pastër
- ¼ filxhan tërshërë të thatë
- 1 ½ filxhan qumësht bajame
- 6 kube akulli

DREJTIMET

a) Në një blender, përzieni gjithçka derisa të jetë plotësisht e qetë.

USHQIMI
Kalori: 290 kcal
Karbohidratet: 43 g
Proteina: 24 g
Yndyra: 4 g
Natriumi: 451 mg
Fibra: 6 g
Sheqeri: 15 g

SMOOTHI SHTRËNIME DHE HIDRATUES

11. Smoothies kafeje me çokollatë

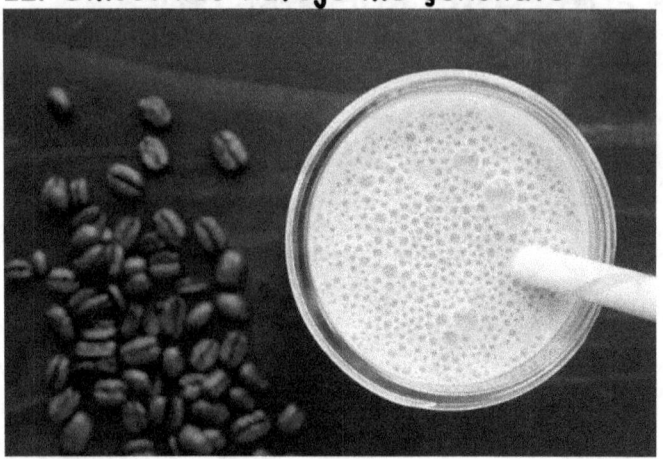

KOHA TOTALE PËR PËRGATITJE: 5 MINUTA
SHERBIMET: 2

Përbërësit
- 1 filxhan qumësht i skremuar
- 3 kube akulli
- 2 lugë proteinë hirrë me çokollatë
- 1 gotë ujë
- 1 lugë kafe të çastit

DREJTIMET
a) Përziejini të gjithë përbërësit për 60 sekonda.

USHQIMI
Kalori: 258 kcal
Karbohidratet: 38 g
Proteina: 11 g
Yndyra: 9 g
Natrium: 132 mg
Fibra: 5 g

12. Shake për stërvitje me proteina jam

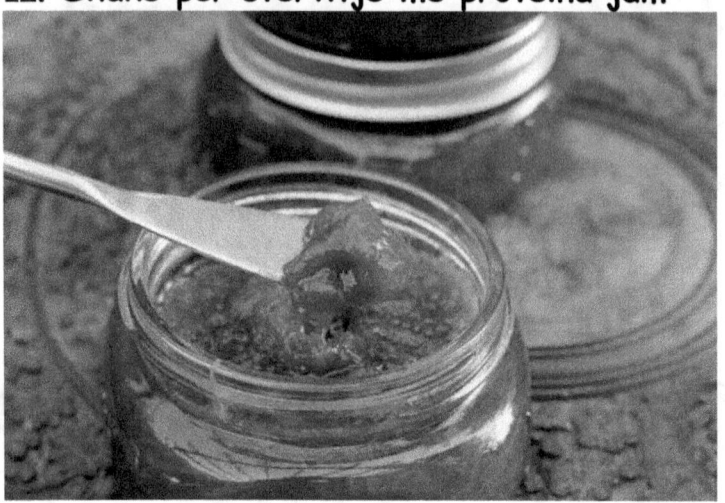

KOHA TOTALE PËR PËRGATITJE: 5 MINUTA
SHERBIMET: 2

PËRBËRËSIT

- 1 banane
- 2 lugë gjelle reçel luleshtrydhe
- 1 filxhan jogurt vanilje
- 1 lugë gjelle mjaltë
- 2 lugë proteina të hirrës së vaniljes

DREJTIMET

a) Përziejini të gjithë përbërësit për 60 sekonda.

USHQIMI

Kalori 790
Yndyra totale 35 g
Karbohidratet totale 106 g
Fibra dietike 0 g
Sheqerna 102 gr
Proteina 17 g

13. Gojëkë Pina Colada Shafran i Indisë S

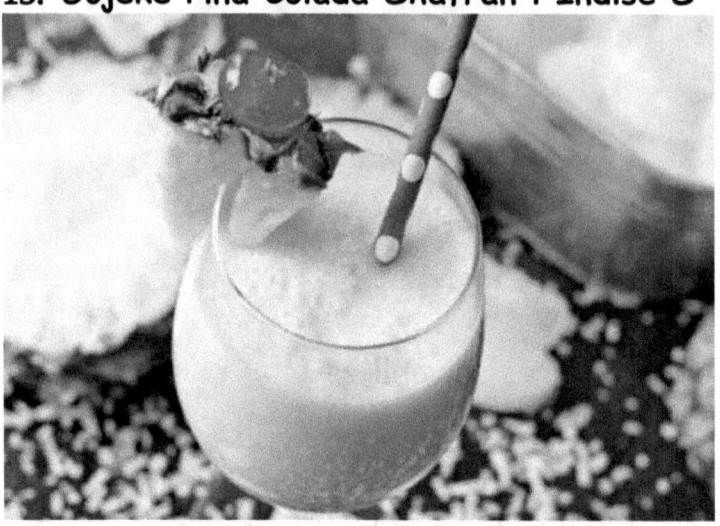

KOHA TOTALE PËR PËRGATITJE: 5 MINUTA
SHERBIMET: 2

PËRBËRËSIT

- 3 lugë gjelle pluhur proteine vanilje
- 1 lugë çaji shafran i Indisë
- 1/3 filxhan ananasi i grimcuar
- 1 lugë çaji aromatizues me ekstrakt kokosi
- 1/4 filxhan qumësht kokosi pa sheqer
- Kube akulli dhe ujë

DREJTIMET

a) Përziejini të gjithë përbërësit për 60 sekonda.
b) Kënaquni.

USHQIMI

Kalori 310
Yndyrë 3.5 gram
Yndyrë të ngopura 3 gram
Karbohidratet 69 gram
Fibra dietike 4 gram
Sheqerna 64 gram
Proteina 3 gram

14. Bukë banane dhe tërshërë hidratuese e gojës

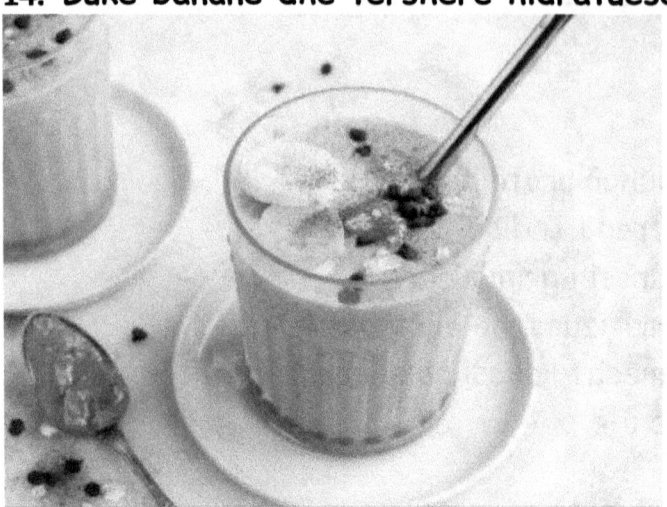

KOHA TOTALE PËR PËRGATITJE: 5 MINUTA
SHERBIMET: 2

PËRBËRËSIT

- 1 banane
- 1/2 filxhan Thekon krunde
- 2 lugë proteina të hirrës së vaniljes
- 1/2 filxhan bollgur Quaker
- 350 ml ujë
- 30 g dekstrozë

DREJTIMET

a) Përziejini të gjithë përbërësit për 60 sekonda.
b) Kënaquni.

USHQIMI

Kalori 564
Yndyrë totale 9 g
Karbohidratet 100 g
Fibra 12 g
Sheqer 97 gr
Proteina 39 g

15. Manaferrat dhe krem Shake

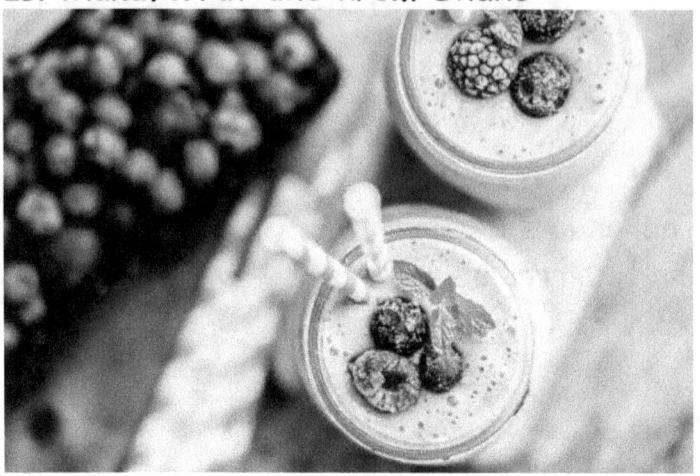

KOHA TOTALE PËR PËRGATITJE: 5 MINUTA
SHERBIMET: 2

PËRBËRËSIT
- Kube akulli
- 2 lugë proteina të hirrës së vaniljes
- 1 kanaçe me lëng ananasi
- 1 tufë manaferra të përziera

DREJTIMET
a) Përziejini të gjithë përbërësit për 60 sekonda.
b) Kënaquni.

16. Kokrra e kuqe shafran i Indisë S

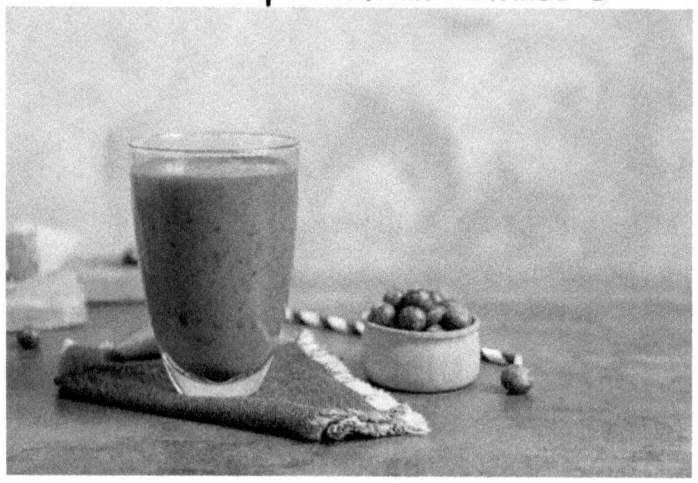

KOHA TOTALE PËR PËRGATITJE: 5 MINUTA
SHERBIMET: 2

PËRBËRËSIT

- 2 lugë proteina të hirrës së vaniljes
- 1,5 filxhan përzierje manaferash të ngrira
- 1 lugë çaji pluhur shafran i Indisë
- 4 lugë kos pa yndyrë
- 200 ml ujë
- Shurup panje për shije

DREJTIMET

a) Përziejini të gjithë përbërësit për 60 sekonda.
b) Kënaquni.

USHQIMI

Kalori: 151 kcal
Karbohidratet: 27 g
Proteina: 8 g
Yndyra: 2 g
Kolesteroli: 3 mg
Natriumi: 124 mg
Fibra: 4 g
Sheqeri: 16 g

17. Shake me djathë luleshtrydhe

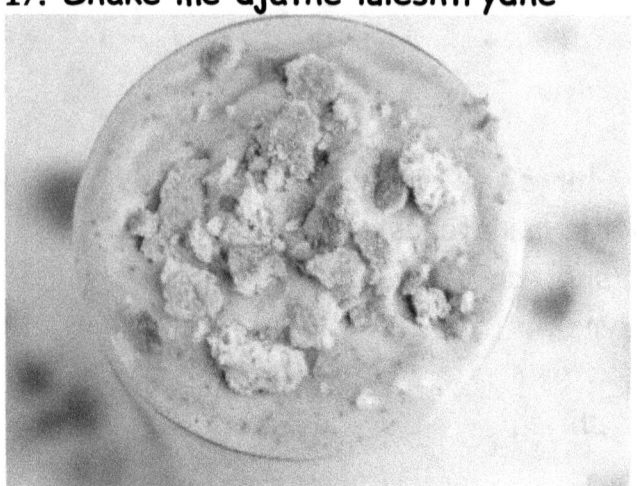

KOHA TOTALE PËR PËRGATITJE: 5 MINUTA
SHERBIMET: 2

PËRBËRËSIT

- 10 ons ujë
- 8 luleshtrydhe të ngrira
- 4 lugë salcë kosi me pak yndyrë
- 2 lugë hirrë luleshtrydhe
- 1 lugë çaji mjaltë

DREJTIMET

a) Përziejini të gjithë përbërësit për 60 sekonda.
b) Kënaquni.

USHQIMI

620 kalori
45 g yndyrë totale
10 g proteina
43 g karbohidrate totale
33 g sheqerna

18. Smoothie me proteina pjeshke dhe kosi

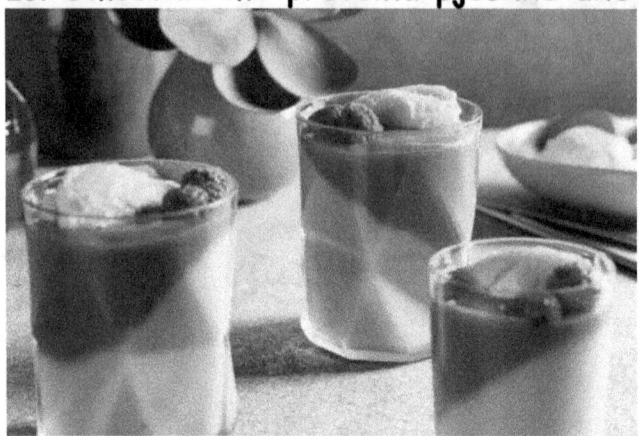

KOHA TOTALE PËR PËRGATITJE: 5 MINUTA
SHERBIMET: 2

PËRBËRËSIT

- 10 ons ujë të pastër
- 1 pjeshkë e pjekur
- 2 lugë salcë kosi
- 1 lugë çaji mjaltë
- 2 lugë hirrë vanilje

DREJTIMET

a) Përziejini të gjithë përbërësit për 60 sekonda.
b) Kënaquni.

USHQIMI

Kalori: 131 kcal
Karbohidratet: 24 g
Proteina: 4 g
Yndyra: 3 g
Fibra: 4 g
Sheqeri: 19 g

19. Shake proteinash me banane pas stërvitjes

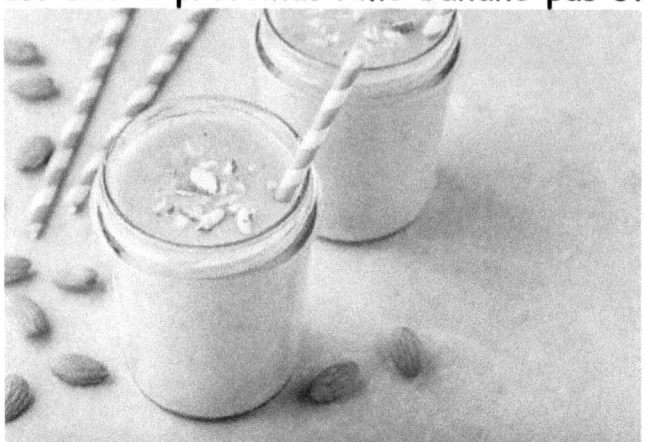

KOHA TOTALE PËR PËRGATITJE: 5 MINUTA
SHERBIMET: 2

PËRBËRËSIT

- 2 banane
- 1/2 filxhan gjizë
- Proteina e hirrës së vaniljes
- filxhan qumësht
- Pak akull
- 1/2 lugë çaji sheqer kaf

DREJTIMET

a) Në një blender, përzieni gjithçka derisa të jetë plotësisht e qetë.

USHQIMI

Kalori 362
Yndyrë 10.7 g
Yndyrë të ngopura 0.1 g
Karbohidratet 32.6 g
Fibra 6 g
Sheqer 19.2 g
Proteina 38.2 g

20. agrumeve, pjeprit dhe karrotës

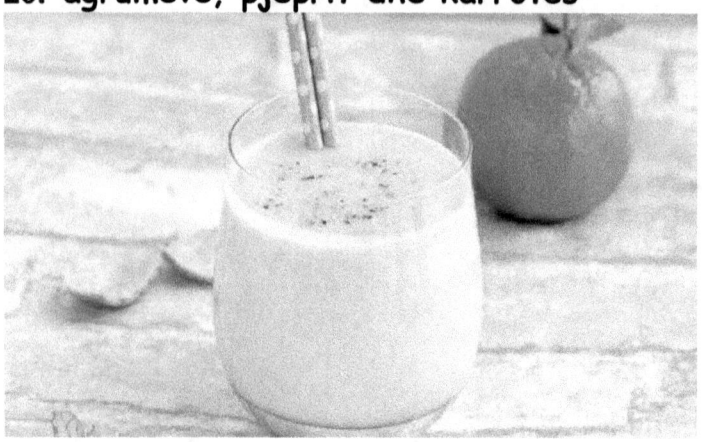

KOHA TOTALE PËR PËRGATITJE: 5 MINUTA
SHERBIMET: 2

PËRBËRËSIT

- ½ një karotë, e qëruar dhe e prerë në feta
- ½ një portokall, i qëruar dhe i prerë
- ¼ e një pjepri me pjepër, të qëruar dhe të prerë
- 2 lugë gjelle pluhur proteine të hirrës
- 125 ml qumësht arra shqeme
- 50 ml ujë
- Një tufë akulli

DREJTIMET

a) Përziejini të gjithë përbërësit për 60 sekonda.
b) Kënaquni.

USHQIMI
Kalori 150 Kcal
Yndyrë 1 g
Yndyrë të ngopura 1 g
Karbohidratet 36 g
Fibra 4 g
Sheqer 29 g
Proteina 3 g

LËNGJ ME ARRË DHE SMOOTHIES

21. Smoothie me kikirikë, kefir dhe nenexhik

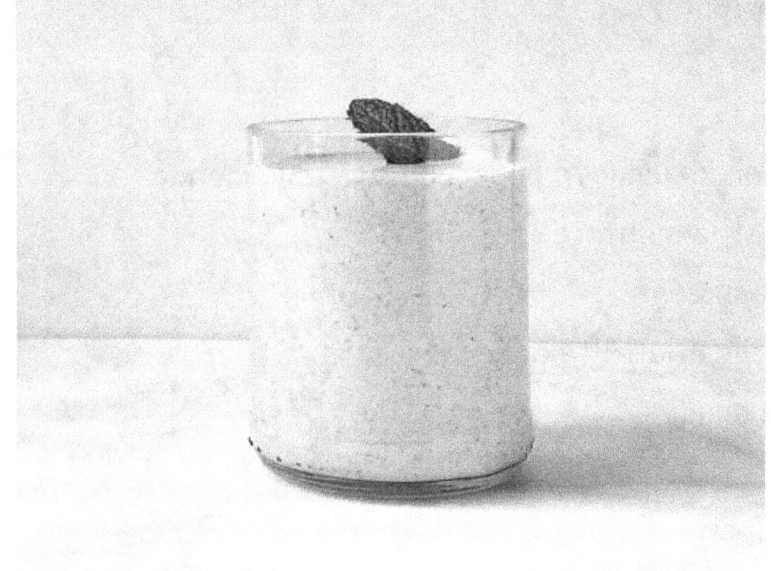

KOHA TOTALE PËR PËRGATITJE: 5 MINUTA
SHERBIMET: 2

PËRBËRËSIT:

- 1/2 filxhan kikirikë të papërpunuar me lëvozhgë
- 1 tufë gjethe menteje
- 1 ½ filxhan kefir
- 1 lugë gjelle mjaltë të papërpunuar
- 6-7 kube akulli

DREJTIMET

a) Përziejini të gjithë përbërësit për të formuar një pastë të trashë dhe të njëtrajtshme dhe shtoni ujë në konsistencën e dëshiruar.

b) Në fund shtoni kubet e akullit dhe shërbejeni të ftohtë.

TË USHQYERIT

Kalori: 187

Karbohidratet: 28.9 g

Proteina: 5.4 g

Yndyrë: 6.3 g

22. Smoothie me fiku dhe arra

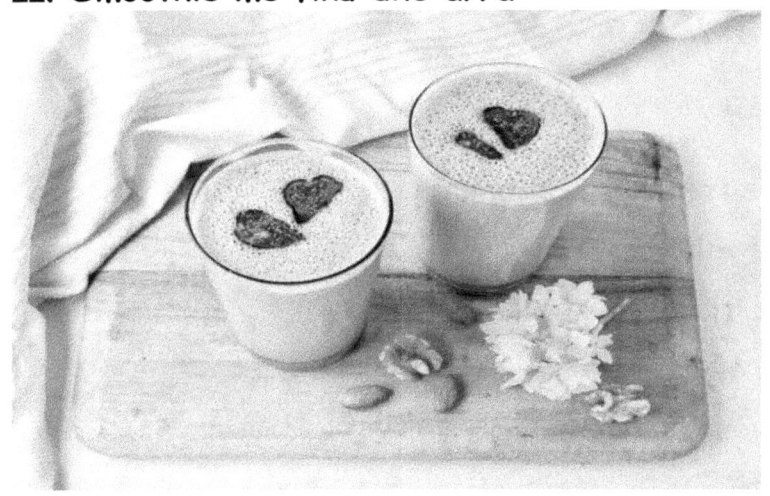

KOHA TOTALE PËR PËRGATITJE: 5 MINUTA
SHERBIMET: 2

PËRBËRËSIT:

- 2-3 fiq të freskët, të njomur
- 3 luleshtrydhe
- 6 arra të njomura
- 6-7 kube akulli
- 1 filxhan qumësht bajame

DREJTIMET

a) Përzieni qumështin e bajames, luleshtrydhet dhe fiqtë dhe përzieni mirë.

b) Shtoni arra në fund në blender dhe përziejini mirë. Shtoni ujë në konsistencën e dëshiruar.

c) Shtoni pak garniturë me arra të grimcuara përpara se ta shërbeni. Shërbejeni të ftohur.

TË USHQYERIT

Kalori: 296

Karbohidratet: 34 g

Proteina: 11 g

Yndyra: 15 g

23. Smoothie me fruta jeshile dhe shqeme

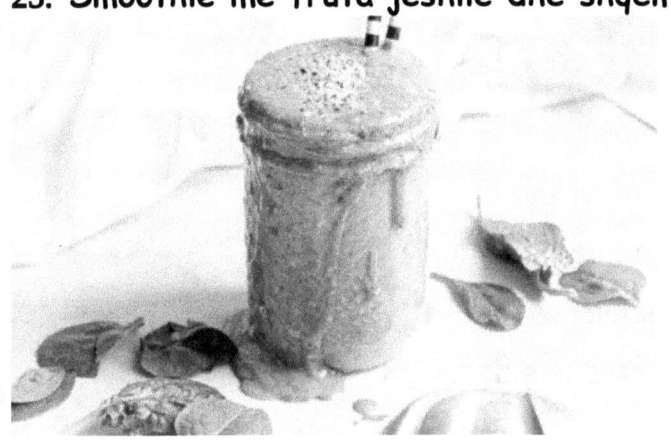

KOHA TOTALE PËR PËRGATITJE: 5 MINUTA
SHERBIMET: 4

PËRBËRËSIT:

- 1 filxhan qumësht bajame
- 1/4 filxhan fara luledielli
- 1/4 filxhan shqeme
- 2 lugë gjalpë arra sipas dëshirës
- 3 gota spinaq
- 1/2 filxhan boronica
- ½ filxhan ujë
- 1 banane e ngrirë
- 4-5 kube akulli

UDHËZIME :

a) Përzieni shqeme, farat e lulediellit dhe gjalpin e arrave me pak qumësht bajame.

b) Shtoni pjesën tjetër të përbërësve.

TË USHQYERIT

Kalori : 293

Karbohidratet : 25 g

Yndyra : 10 g

Proteina : 25 g

24. Smoothie me bajame dhe banane

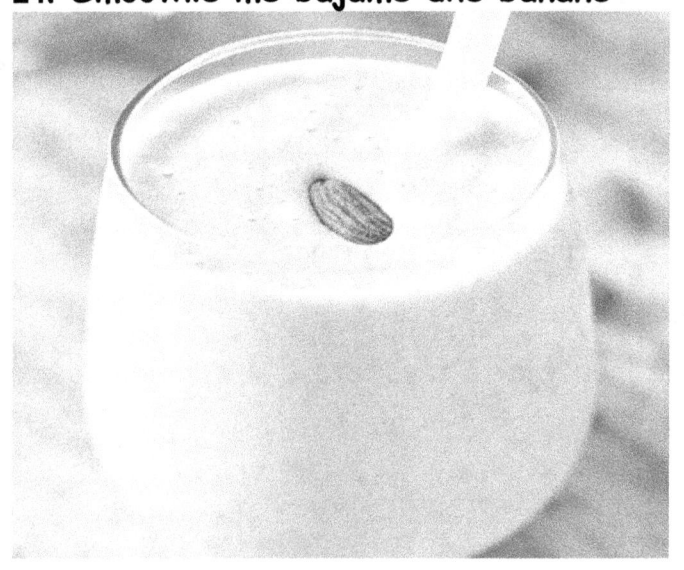

KOHA TOTALE PËR PËRGATITJE: 5 MINUTA
SHERBIMET: 2

PËRBËRËSIT:

- 1 banane e ngrirë
- 1 filxhan ananas të freskët të copëtuar
- 1 filxhan qumësht bajame
- 6 gjethe gjethe menteje të freskëta
- 6-7 kube akulli

DREJTIMET

a) Përzieni bananen, ananasin dhe gjethet e mentes së bashku me kube akulli dhe shtoni ujë nëse është e nevojshme.

b) Dekorojeni me bajame të prera në feta pak para se ta shërbeni.

TË USHQYERIT

Kalori 154.6

Yndyra totale 7,7 g

Karbohidrate 21.3 g

Proteina 3.2 g

25. Smoothie me bajame dhe boronicë

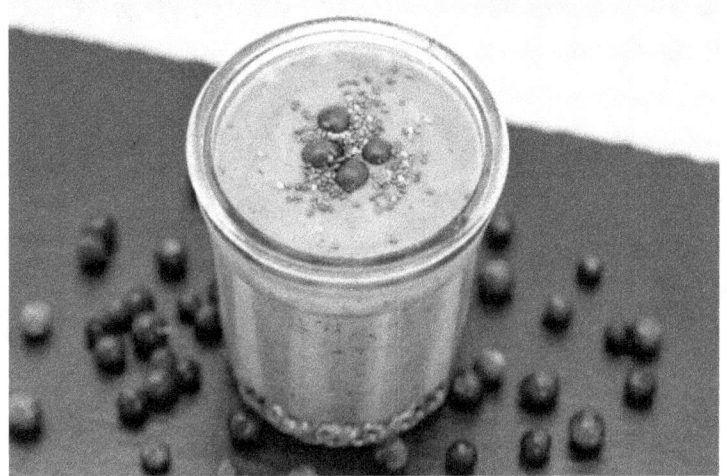

KOHA TOTALE PËR PËRGATITJE: 5 MINUTA
SHERBIMET: 2

PËRBËRËSIT:
- 1-1½ gota ujë
- ½ filxhan bajame, të njomura
- 2 kajsi, të njomura
- ¼ filxhan boronicë

DREJTIMET :
a) Përzieni 200 ml ujë me bajame për të bërë qumësht.
b) Kullojeni në një blender.
c) Shtoni kajsitë dhe qershitë dhe bëni pure.

TË USHQYERIT
Kalori 140.2
Yndyra totale 0,6 g
Karbohidrate 29.9 g
Proteina 4.4 g

26. Smoothie me bajame dhe kapuçino

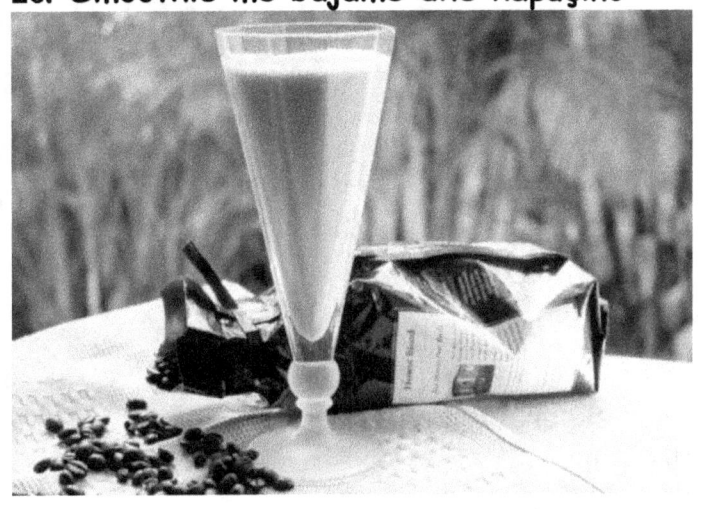

KOHA TOTALE PËR PËRGATITJE: 5 MINUTA
SHERBIMET: 6

PËRBËRËSIT:

- 3 hurma Medjool
- 1 banane, e prerë në copa sa një kafshatë
- 1 lugë çaji ekstrakt i pastër vanilje
- 2 lugë fara kërpi
- 8 bajame
- 1 lugë çaji pluhur ekspres i menjëhershëm
- 1/2 lugë çaji kanellë
- 1 ½ filxhan qumësht bajame

UDHËZIME :

a) Vendosini të gjithë përbërësit në një blender dhe përpunoni derisa të jenë të lëmuara dhe kremoze.

TË USHQYERIT

Kalori 1340
Yndyrë 39 g
Karbohidrate 245 g
Proteina 4 g

27. Smoothie me limon dhe spinaq me arra

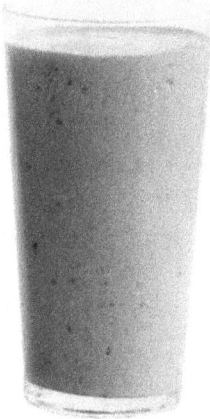

KOHA TOTALE PËR PËRGATITJE: 5 MINUTA
SHERBIMET: 2

PËRBËRËSIT:

- 1 filxhan arra shqeme
- Një tufë gjethe spinaqi
- ½ lëng limoni
- 1 ½ filxhan ujë
- ¼ filxhan shurup panje

DREJTIMET

a) Përzieni fillimisht arrat e shqemit dhe në një masë të trashë

b) Në fund, përzieni pjesën tjetër të përbërësve për të marrë një strukturë të barabartë dhe shtoni ujë nëse është e nevojshme.

TË USHQYERIT

Kalori: 692

Karbohidratet: 85 g

Proteina: 28 g

Yndyrë: 44 g

28. Luleshtrydhet dhe arrat Macadamia

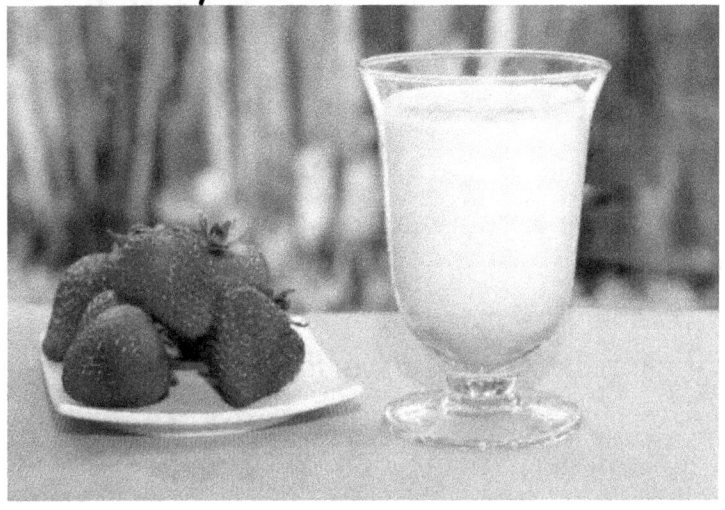

KOHA TOTALE PËR PËRGATITJE: 5 MINUTA
SHERBIMET: 1

PËRBËRËSIT:
- 1 filxhan luleshtrydhe
- 3 lugë arra makadamia, të njomura
- 4 hurma pa gropë
- 1/4 filxhan tërshërë të modës së vjetër
- 1/4 lugë çaji ekstrakt të pastër vanilje
- 1 filxhan ujë të ftohtë me akull
- 3 deri në 4 kube akulli

UDHËZIME :
a) Të gjithë përbërësit i bashkojmë në blender dhe i përpunojmë derisa të bëhen krem.

USHQIMI
Sheqeri: 3 g
Fibra: 4 g
Kalori: 327 kcal
Yndyrë të ngopura: 5 g
Yndyra: 33 g
Proteina: 3 g
Karbohidratet: 7 g

29. Qershi, Vanilje dhe Macadamia

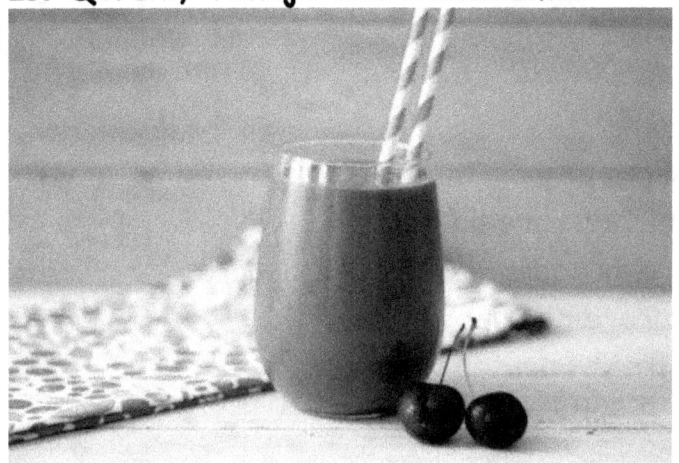

KOHA TOTALE PËR PËRGATITJE: 5 MINUTA
SHERBIMET: 2

PËRBËRËSIT:

- 1/4 filxhan kokrra goji të thata
- 1 filxhan qershi të ngrirë pa koriza
- 1/4 filxhan arra makadamia të papërpunuara
- 1/2 banane, e prerë në copa
- 1 lugë çaji ekstrakt i pastër vanilje
- 1 gotë ujë dhe 8 kube akulli

UDHËZIME :

a) Vendosni të gjithë përbërësit përveç akullit në një blender dhe përpunojini derisa të jenë të lëmuara dhe kremoze.
b) Shtoni akullin dhe përpunoni përsëri. Pini akull të ftohtë.

USHQIMI

298 kalori
20 g yndyrë
17 g karbohidrate
27 g proteina

30. Xhenxhefil, shqeme dhe boronicë e egër

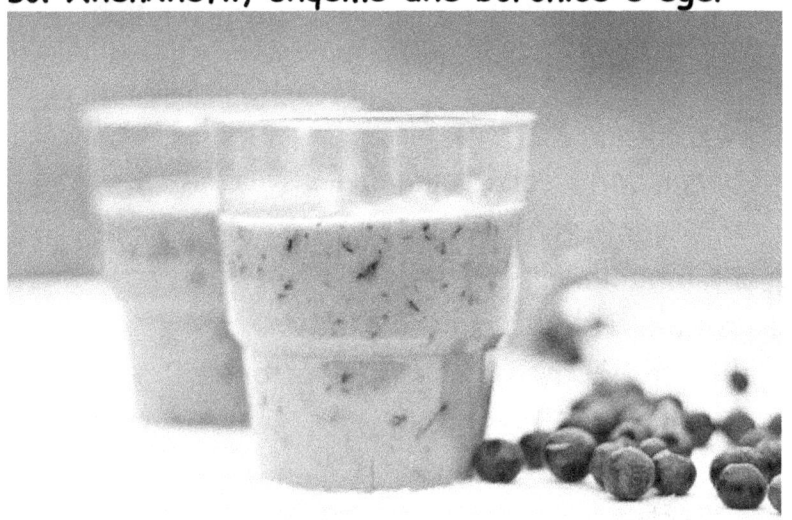

KOHA TOTALE PËR PËRGATITJE: 5 MINUTA
SHERBIMET: 2

PËRBËRËSIT:

- 1 filxhan boronica të egra të ngrira
- 1/4 filxhan shqeme të papërpunuara
- 1 lugë gjelle lëng limoni të freskët
- 1/2 lugë çaji ekstrakt të pastër vanilje
- 1 lugë gjelle rrënjë xhenxhefili të sapo grirë
- 6 hurma me kokrra
- 1 banane e prerë në kubikë
- 1 gotë ujë të ftohtë
- 5 deri në 6 kube akulli

UDHËZIME :

a) Vendosni gjithçka në një blender dhe përpunoni derisa të jetë e qetë.

USHQIMI
Kalori: 298
Sheqeri: 15 g
Natriumi: 161 mg
Yndyra: 12 g
Yndyrë të ngopura: 1 g
Karbohidratet: 35 g
Fibra: 11 g
Proteina: 15 g

FRUTA DHE SMOOTHIES

Smoothies dhe lëngje mund të bëhen me çdo frut, nga luleshtrydhet e zakonshme deri te pjepri jashtëzakonisht i këndshëm i mjaltit. Këtu janë recetat më të mira të lëngjeve të frutave dhe smoothie-ve që janë të thjeshta dhe të shëndetshme!

31. Smoothie Berry Green

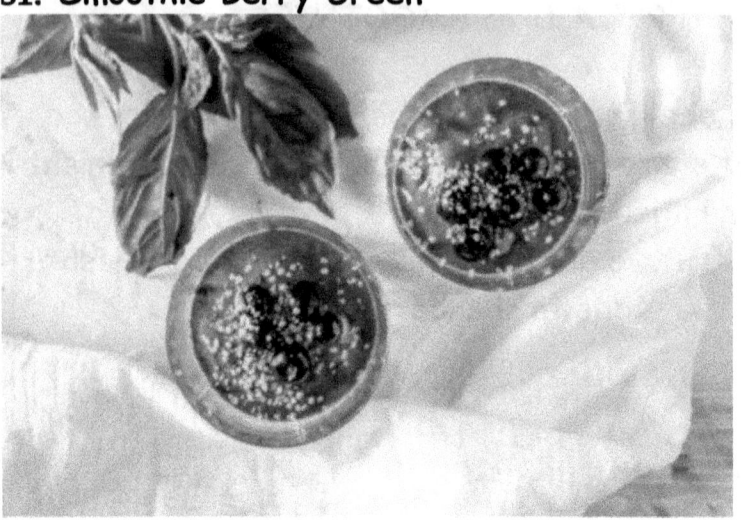

KOHA TOTALE PËR PËRGATITJE: 5 MINUTA
SHERBIMET: 2

PËRBËRËSIT:
- 1 filxhan mango të ngrirë
- 3 tufa spinaq
- 1 tufë rrushi të ngrirë ose të freskët pa fara
- 2 gota ujë
- 1 mollë, me bërthama dhe të prera në katër pjesë
- 1 filxhan luleshtrydhe të ngrira
- ¼ filxhan shurup panje ose shijojeni pa
- 2 lugë fara liri të bluara

UDHËZIME :
a) Përziejini gjithçka derisa të bëhet krem.

TË USHQYERIT
Kalori 59
Yndyrë 2.6 g
Karbohidratet 52 g
Proteina 12 g

32. Smoothie me kokrra ananasi

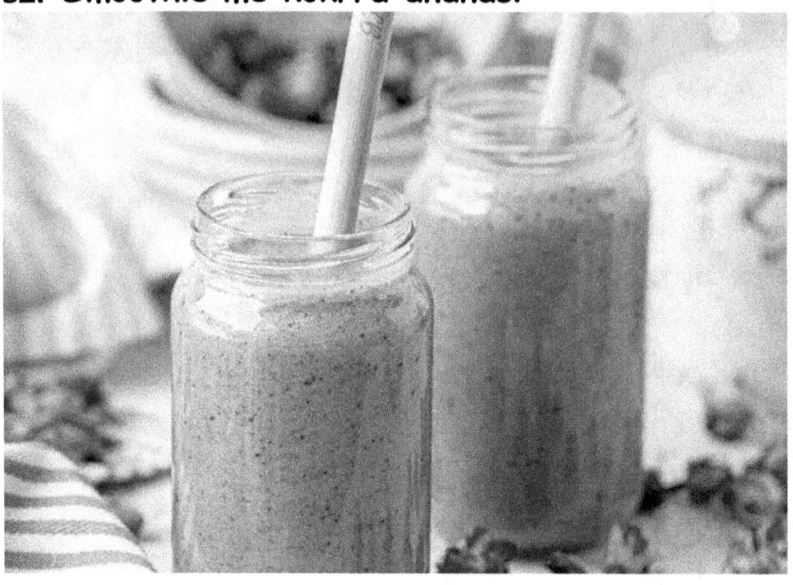

KOHA TOTALE PËR PËRGATITJE: 5 MINUTA
SHERBIMET: 2

PËRBËRËSIT:
- 1½ filxhan mango të ngrirë
- 2 tufa me zarzavate përzieni pranverë
- 2 tufa spinaq
- 1 banane e qëruar
- 1 ½ filxhan ananas
- 1 filxhan manaferra të përziera të ngrira
- ¼ filxhan shurup panje ose shijojeni pa
- 2 gota ujë
- 2 lugë fara liri të bluara

DREJTIMET :
a) Përziejini gjithçka derisa përzierja të ketë një konsistencë të ngjashme me lëngun e gjelbër.

TË USHQYERIT
Kalori 126
Yndyrë totale 0,6 g
Karbohidratet 31 g
Proteina 1.3 g

33. Smoothie freskuese jeshile

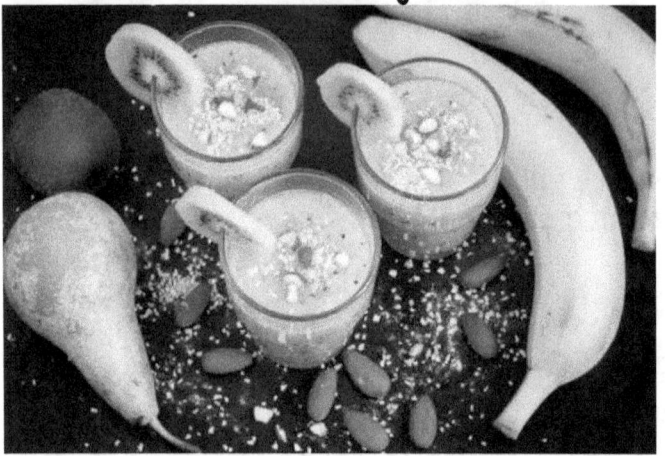

KOHA TOTALE PËR PËRGATITJE: 5 MINUTA
SHERBIMET: 2

PËRBËRËSIT:

- 1 filxhan ananas, i prerë
- 1 banane e ngrirë, e grirë
- 1 mango, e prerë në feta
- ½ filxhan ujë
- Një tufë me spinaq bebe

UDHËZIME :

a) Përziejini të gjithë përbërësit.

b) Shtoni ujë dhe akull shtesë nëse është e nevojshme.

TË USHQYERIT

Kalori: 126.7

Karbohidratet: 27.1 g

Proteina: 11.6 g

34. Smoothie me kokrra kokosi jeshile

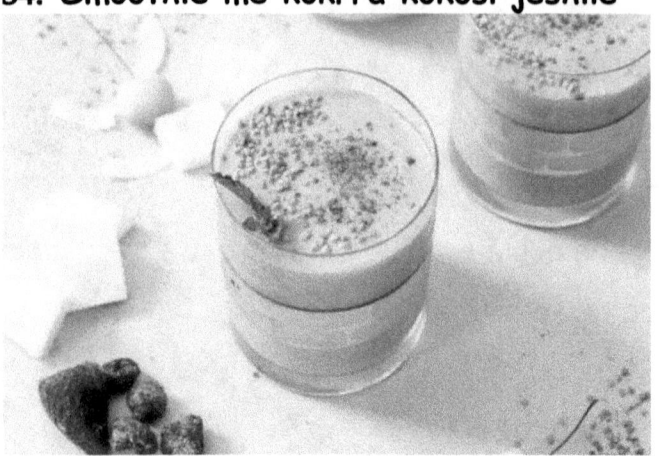

KOHA TOTALE PËR PËRGATITJE: 5 minuta
SHERBIMET: 2

PËRBËRËSIT:

- 1 filxhan copa ananasi të freskët
- 1 filxhan boronica të ngrira
- 1 filxhan copa mango të ngrira
- 1/2 filxhan ujë kokosi
- 1/4 lugë çaji proteine bizele flutur

UDHËZIME:

a) Shtoni të gjithë përbërësit dhe përziejini mirë.
b) Dekoroni me chia dhe arrë kokosi të grirë.

TË USHQYERIT

Kalori 113

Proteina 12.4 g

Karbohidratet 24.9 g

Yndyrë 11.3 g

35. Smoothie me banane dhe Goji Berry

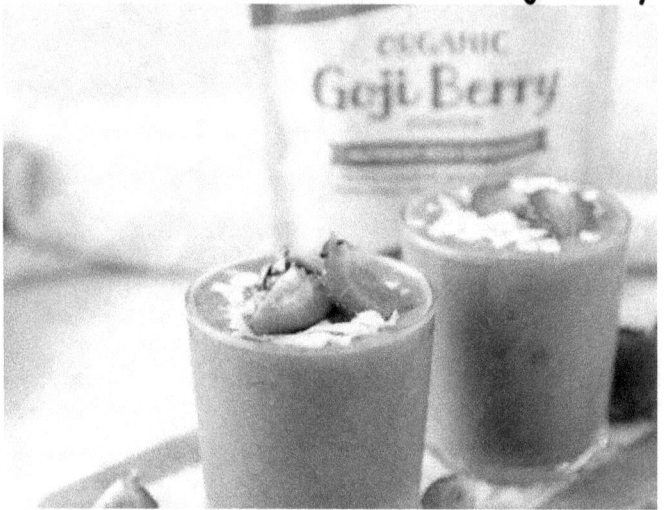

KOHA TOTALE PËR PËRGATITJE: 5 MINUTA
SHERBIMET: 2

PËRBËRËSIT:

- 2 gota luleshtrydhe
- 1 banane e pjekur
- ¼ filxhan goji berries
- 1 filxhan manaferra të ngrira të përziera
- Një dorezë 1 inç e rrënjës së xhenxhefilit
- 1/4 filxhan me ujë kokosi

UDHËZIME :

a) Shtoni të gjithë përbërësit në blender.

b) Dekoroni me kokos të grirë dhe luleshtrydhe.

TË USHQYERIT

Kalori 94

Proteina 12 g

Karbohidratet 65.8 g

Yndyrë 4.5 g

36. Lëng përforcues i agrumeve dhe mollëve

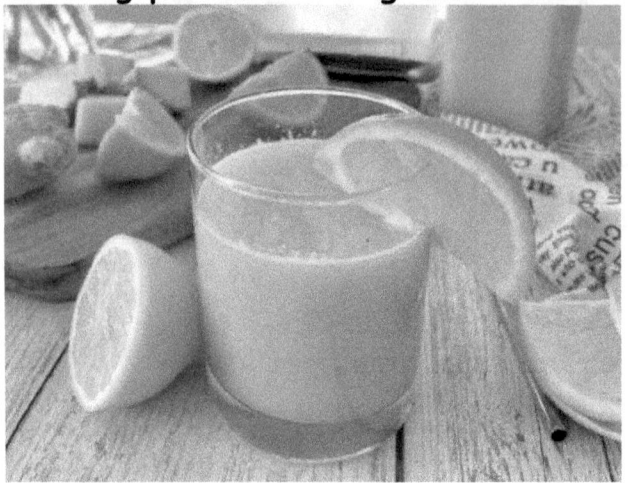

KOHA TOTALE PËR PËRGATITJE: 5 MINUTA
SHERBIMET: 2

PËRBËRËSIT

- 2 portokall të prerë në katër pjesë
- 1/4 limoni
- 1 mollë, e prerë në të tetat
- 1/2" xhenxhefil i freskët

UDHËZIME :

a) Lëng të gjithë përbërësit.

USHQIMI
164 kalori
Proteina 2.7 g
Karbohidratet 44.4 g
Yndyrë 0.3 g
Natrium 11.9 mg

37. Përzierje detoksifikuese të mollës dhe panxharit

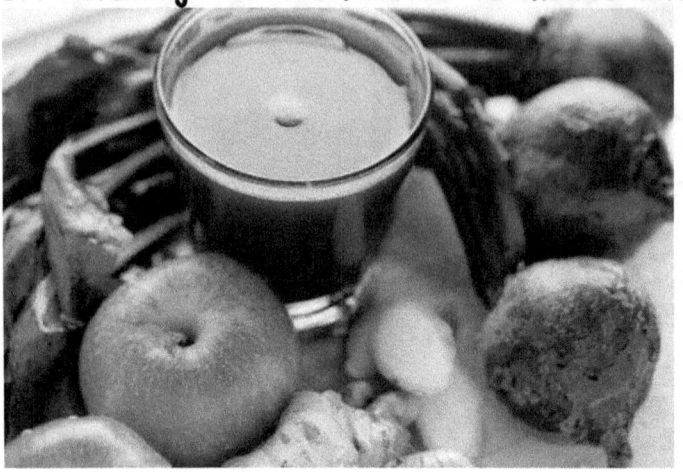

KOHA TOTALE PËR PËRGATITJE: 5 MINUTA
SHERBIMET: 4

PËRBËRËSIT:

- ½ limon
- 1 copë xhenxhefil të freskët
- 2 mollë
- 3 panxhar
- 6 karota

UDHËZIME :

a) Qëroni limonin, xhenxhefilin, mollët, panxharin dhe karotat.
b) Pritini të gjithë përbërësit në copa që do të përshtaten në gropën e ushqimit të shtrydhëse frutash e perimesh.
c) Vendosni copat e frutave dhe perimeve në shtrydhëse frutash e perimesh.

USHQIMI

155 kalori
0.7 g yndyrë
0 g yndyrë të ngopur
42 mg natrium
51.2 g karbohidrate
9.1 g fibra
38,8 g sheqer
1.7 g proteina

38. me shegë dhe limon

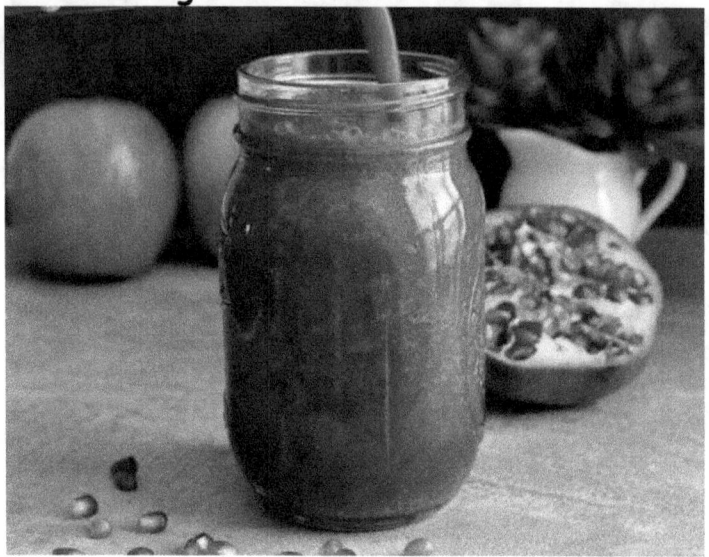

KOHA TOTALE PËR PËRGATITJE: 5 MINUTA
SHERBIMET: 1

PËRBËRËSIT:
- 4 shegë të qëruara
- 1/2 limoni i qëruar
- 2 lugë mjaltë të papërpunuar

UDHËZIME :
a) Përpunoni shegët e qëruara përmes një shtrydhëse frutash e perimesh elektronike.
b) Shtoni limonin.
c) Shtoni mjaltin në lëngun që rezulton.
d) Rrihni lëngun derisa mjalti të tretet plotësisht dhe shijojeni.

USHQIMI
Kalori: 78 kcal
Karbohidratet: 20 g
Proteina: 1 g
Yndyra: 1g
Yndyrë të ngopura: 1 g
Natriumi: 16 mg
Fibra: 1 g
Sheqeri: 16 g

39. Lëng freskues i kumbullave të thara dhe limoni

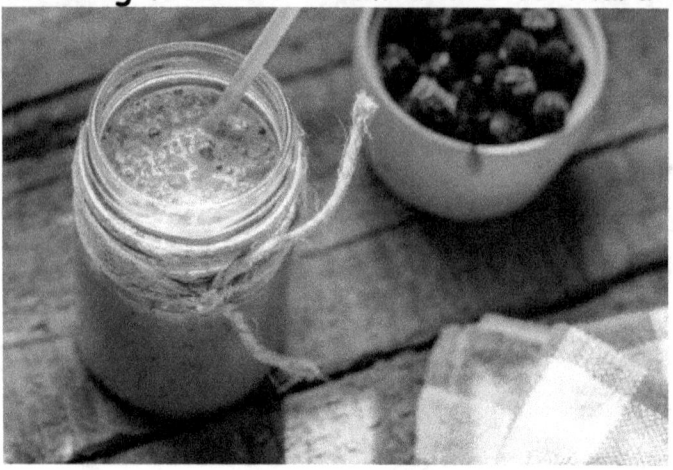

KOHA TOTALE PËR PËRGATITJE: 5 MINUTA
SHERBIMET: 1

PËRBËRËSIT

- 2 gota ujë
- 1 lugë çaji lëng limoni
- 5 kumbulla të thata
- 2 lugë çaji sheqer
- pak akull kube

UDHËZIME :

a) Bashkoni kumbullat e thata dhe ujin dhe lërini mënjanë për 15-20 minuta.
b) Shtoni sheqerin dhe përziejini derisa të jetë e qetë.
c) Nxjerrni plotësisht lëngun duke e shtypur me lugë.
d) Në fund, shtoni lëng limoni.

USHQIMI

Kalori: 165
Proteina: 2 gram
Yndyra: 0 gram
Karbohidratet: 44 gram
Fibra: 4 gram
Natriumi: 15 miligram
Sheqerna: 26 gram.

40. Përzierje e shëndetshme e rrushit të kuq dhe shegës

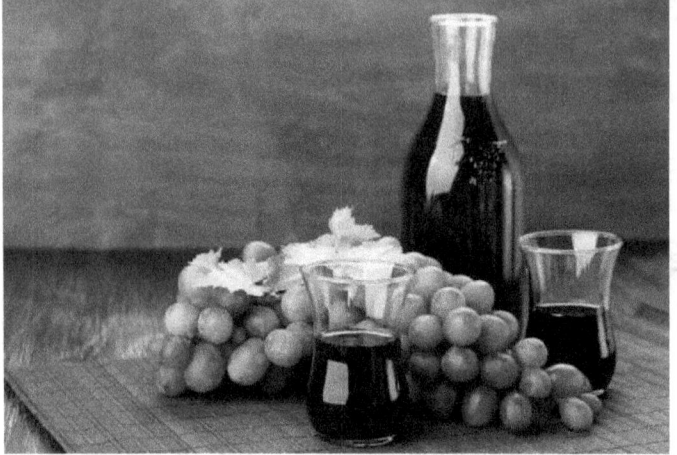

KOHA TOTALE PËR PËRGATITJE: 5 MINUTA
SHERBIMET: 6

PËRBËRËSIT

- $\frac{1}{4}$ filxhan Sheqer
- 2 kilogramë rrush të kuq
- 2 shegë të qëruara
- 2 gota ujë

UDHËZIME :

e) Përpunoni shegët e qëruara përmes një shtrydhëseje elektronike.
a) Mbushni përzierjen me rrush dhe më pas shtoni ujin, sheqerin dhe lëngun e shegës.
b) Shërbejeni të ftohur.

USHQIMI
Kalori: 180
Yndyra: 1g
Trans yndyrë: 0 g
Natriumi: 270 mg
Karbohidratet: 42 g
Fibra: 5 g
Sheqerna: 33 g
Proteina: 4 g

LËNG DHE SMOOTHIES VEGGIE

41. Spinaqi, ananasi dhe çaji jeshil

KOHA TOTALE PËR PËRGATITJE: 5 MINUTA
SHERBIMET: 2

PËRBËRËSIT
- ½ grejpfrut
- 2 lugë mente të freskët
- 1 kërcell selino, i grirë
- 1 filxhan spinaq, i prerë
- ½ filxhan çaj jeshil të zier
- 1 filxhan ananas, i prerë
- ¼ avokado, e prerë

UDHËZIME :
a) Lyejeni spinaqin, nenexhikun dhe selinon së bashku me çajin jeshil.
b) Përziejini mirë.
c) Shtoni përbërësit e mbetur.
d) Përziejini sërish dhe shërbejeni.

TË USHQYERIT
Kalori: 71
Karbohidratet: 24 g
Proteina: 1 g
Yndyra: 2 g

42. Smoothie me kastravec, selino dhe spinaq

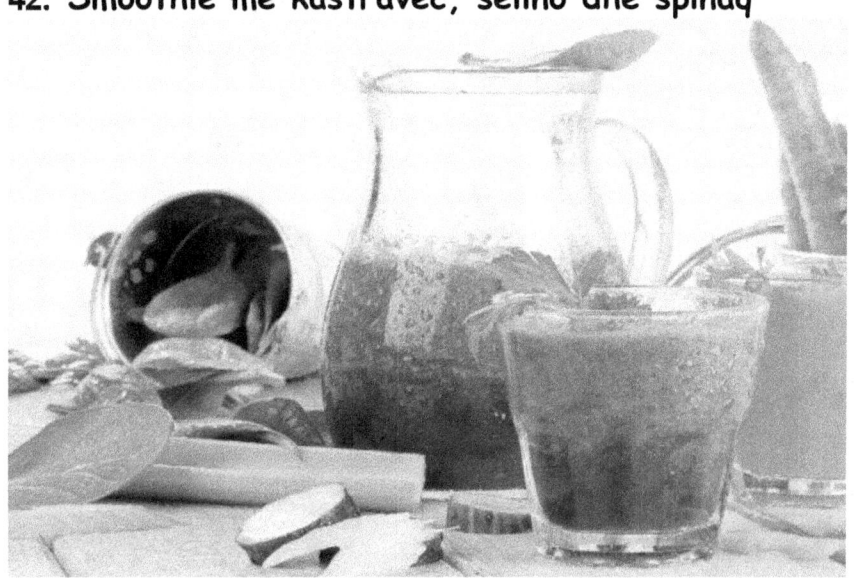

KOHA TOTALE PËR PËRGATITJE: 5 MINUTA
SHERBIMET: 2

PËRBËRËSIT:

- ½ kastravec
- 2 shkopinj selino
- Tufë me spinaq
- 1 mollë
- ½ limon
- 1 inç xhenxhefil

UDHËZIME :

a) Përziejini të gjithë përbërësit për t'i kombinuar.

b) Kënaquni.

TË USHQYERIT

Kalori: 112

Karbohidratet: 22 g

Proteina: 3 g

Yndyra: 3 g

43. Spinaq, Dardhë dhe Fiq

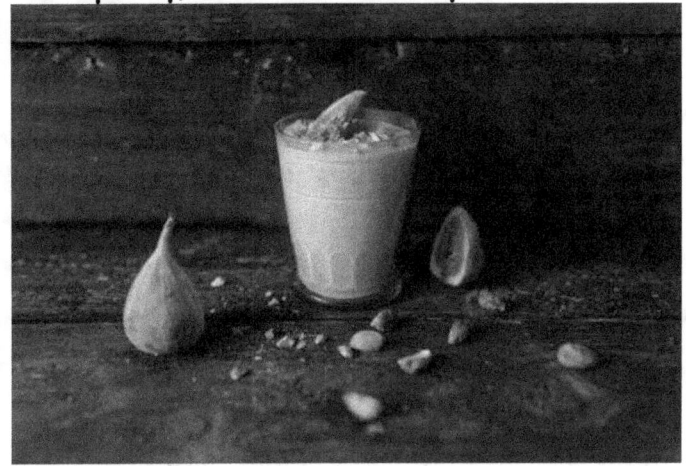

KOHA TOTALE PËR PËRGATITJE: 5 MINUTA
SHERBIMET: 2

PËRBËRËSIT:
- 2,5 ons spinaq bebe
- 2 gota ujë
- 1 dardhe
- 2 fiq të njomur në ujë ose 3 fiq të freskët

UDHËZIME :
a) Pureeni spinaqin me $1\frac{1}{2}$ filxhan ujë. Prisni dardhën, e shtoni bashkë me fiqtë dhe e bëni përsëri pure.
b) Shtoni më shumë ujë për të gjetur konsistencën e duhur për Smoothie-n tuaj.

TË USHQYERIT
Kalori: 280
Yndyra: 9 g
Karbohidratet: 52 g
Fibra: 12 g
Proteina: 5 g

44. Lëng i kuq i domateve dhe tabaskos

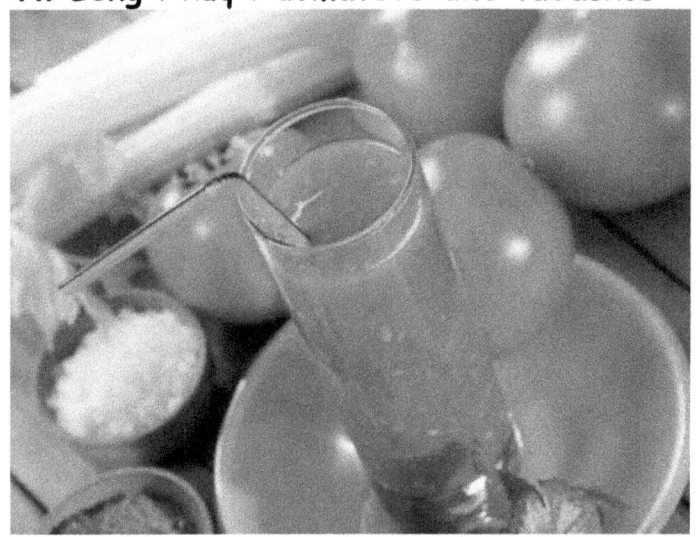

KOHA TOTALE PËR PËRGATITJE: 5 MINUTA
SHERBIMET: 2

PËRBËRËSIT
- 3 kilogramë domate të pjekura, me bërthama, të copëtuara
- 1/3 filxhan qepë të copëtuar
- 2 luge sheqer
- 1 1/4 filxhan selino të copëtuar me gjethe
- 1 lugë çaji kripë
- Hidhni piper të zi
- 8 pika salcë Tabasco

UDHËZIME :
a) Lërini të gjithë përbërësit të ziejnë dhe ziejini për rreth 20 minuta.
b) Kaloni përzierjen përmes një sitë.
c) Shërbejeni të ftohur.

USHQIMI
Kalori 50
Yndyrë 1 g
Yndyrë të ngopura 1 g
Natrium 18 mg
Karbohidratet 12 g
Fibra 1 g
Sheqer 11 gr
Proteina 1 g

45. Perime kryqëzore dhe nenexhik

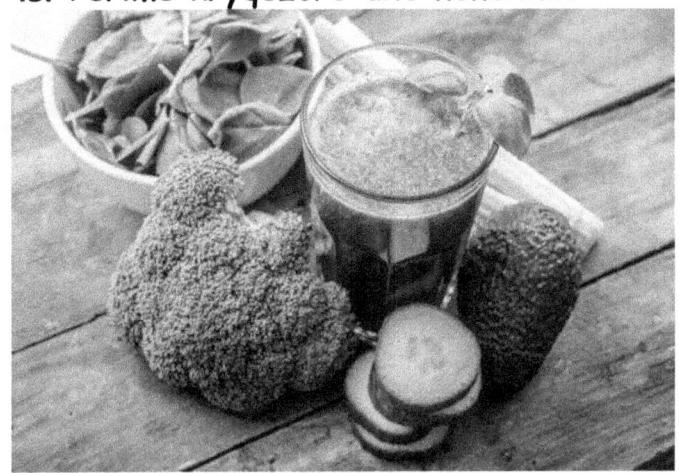

KOHA TOTALE PËR PËRGATITJE: 5 MINUTA
SHERBIMET: 2

PËRBËRËSIT

- 2 lugë gjelle gjethe mente
- 1 Limon
- 1 filxhan spinaq
- 3 kërcell selino
- ½ kastravec
- 1 filxhan lakër jeshile
- 1 filxhan Brokoli
- ½ mollë e kuqe
- 1-Copë Xhenxhefil i freskët, i qëruar

UDHËZIME :

a) Lani dhe copëtoni të gjithë përbërësit.
b) Kaloni nëpër një shtrydhëse frutash e perimesh.

USHQIMI

Kalori 141
Yndyrë 10.8 g
Yndyrë të ngopura 1.6 g
Natrium 112.6 mg
Karbohidratet 8.6 g
Fibra 3.8 g
Sheqer 1.6 g
Proteina 4 g

46. Përzierje me mollë, kopër dhe selino

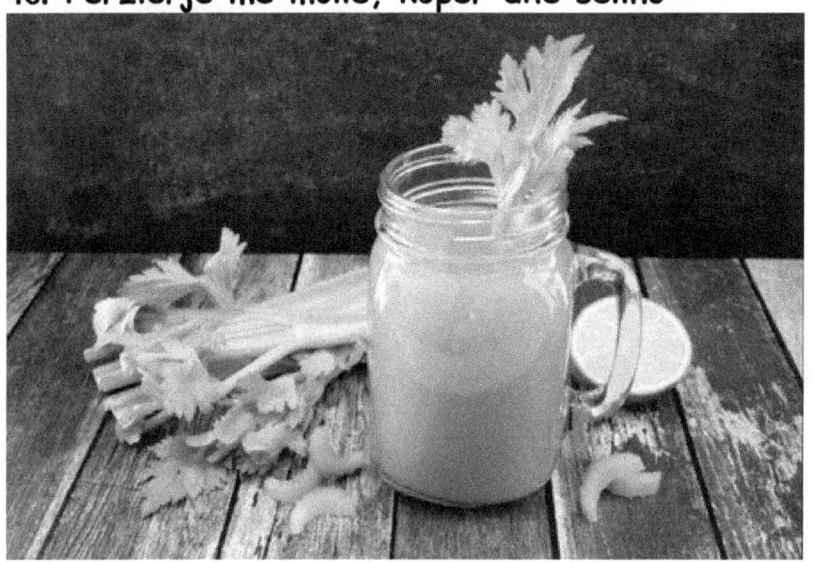

KOHA TOTALE PËR PËRGATITJE: 5 MINUTA
SHERBIMET: 2

PËRBËRËSIT:

- 2 kërcell selino
- 1 tufë nenexhik
- 1 kokë kopër
- 1 tufë majdanoz
- ½ mollë jeshile
- 2 lëng limoni

UDHËZIME :

a) Përziejini të gjithë përbërësit për t'i bashkuar dhe shtoni ujë nëse është e nevojshme.

TË USHQYERIT

Kalori: 140

Proteina: 5 g

Karbohidratet: 18 g

Yndyra: 4 g

47. Smoothie me kastravec, selino dhe lakër jeshile

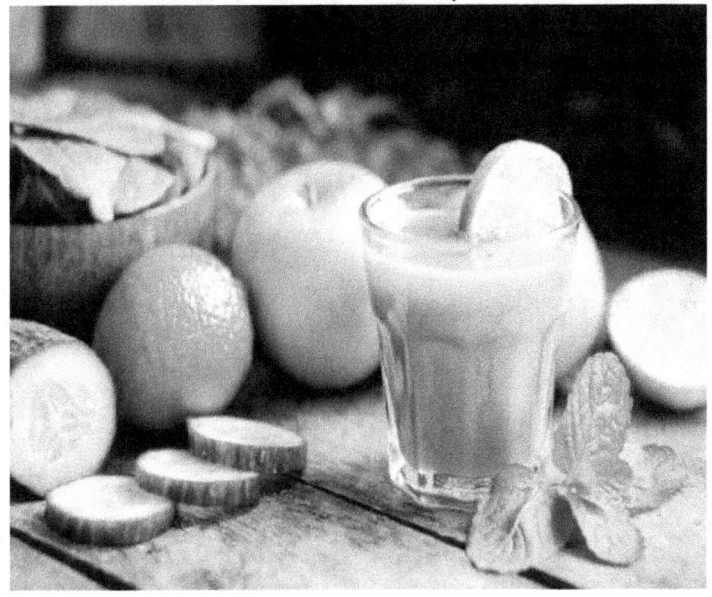

KOHA TOTALE PËR PËRGATITJE: 5 MINUTA
SHERBIMET: 2

PËRBËRËSIT:

- 1 kastravec
- 3 shkopinj selino
- Një tufë mente të freskët
- 2 gjethe kale
- ¼ filxhan shurup panje ose shijojeni pa
- 1 lëng limoni ose limoni

UDHËZIME :

a) Përziejini të gjithë përbërësit në konsistencën e dëshiruar.

TË USHQYERIT

Kalori: 254

Yndyra totale: 3 g

Karbohidratet totale: 54 g

Fibra: 3 g

Proteina: 6 g

48. Smoothie me proteina bizele bore

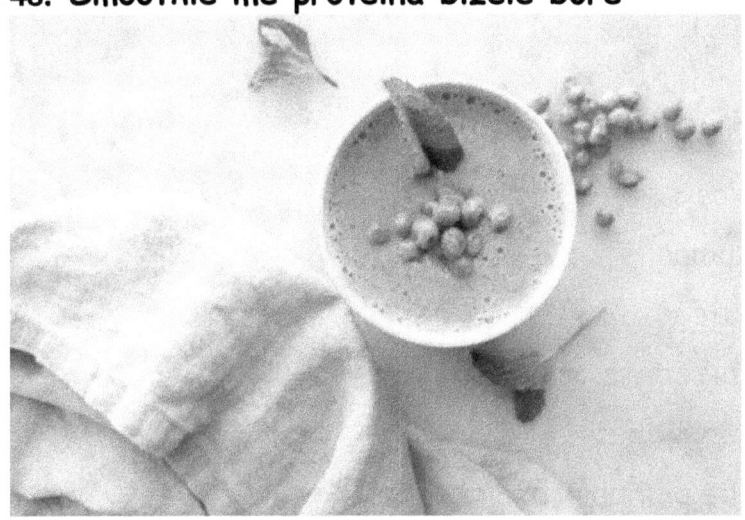

KOHA TOTALE PËR PËRGATITJE: 5 MINUTA
SHERBIMET: 2

PËRBËRËSIT:

- 1 filxhan kos
- Tufë me spinaq
- ½ filxhan ujë
- ½ filxhan bizele të freskëta bore
- 6 gjethe nenexhiku
- 2 lugë gjelle pluhur proteinash
- 5 kube akulli

DREJTIMET

a) Përziejini të gjithë përbërësit derisa të jenë të qetë.

b) Shtoni akull për të ftohur

c) Përdorni disa gjethe nenexhiku për të dekoruar gjatë servirjes. Shërbejeni të ftohur.

TË USHQYERIT

27 kalori

Yndyrë: 0,1 g

Karbohidratet: 4.8 g

Proteina: 1.8 g

49. Makinë marule dhe fasule jeshile

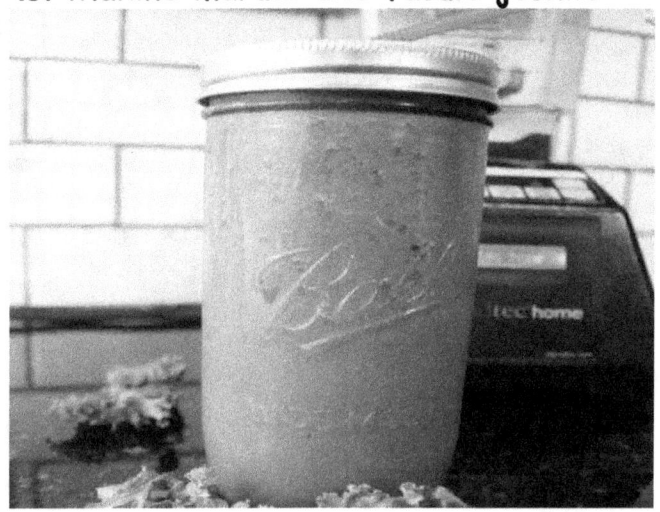

KOHA TOTALE PËR PËRGATITJE: 5 MINUTA
SHERBIMET: 1

PËRBËRËSIT
- 5 gjethe marule rome
- 2 gota bishtaja të freskëta
- 1 kastravec
- 1 limon i prerë në katërsh, i qëruar

DREJTIMET :
a) Përpunoni përbërësit përmes një shtrydhëse frutash elektronike.

USHQIMI
Kalori 195.2
Yndyra totale 13,9 g
Yndyrë të ngopura 1,9 g
Karbohidrate totale 17.7 g
Fibra dietike 6.2 g
Sheqerna 1.5 g
Proteina 3.6 g

50. Koktej Jerusalem Angjinarja dhe Cilantro

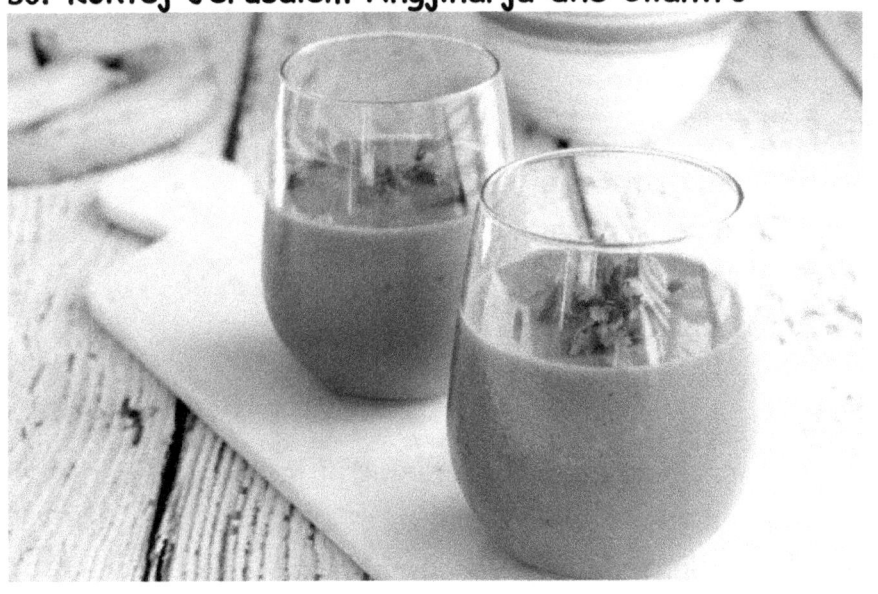

KOHA TOTALE PËR PËRGATITJE: 5 MINUTA
SHERBIMET: 1

PËRBËRËSIT:
- 4 rrepka, me bisht dhe të prera
- 4 Angjinare të Jeruzalemit
- 1 tufë cilantro e freskët, rreth 1 filxhan
- 3 karota, të prera

UDHËZIME :
a) Përpunoni angjinaret e Jeruzalemit, një nga një, përmes shtrydhëses tuaj elektronike.
b) Rrokullisni cilantron në një top për ta ngjeshur dhe shtoni.
c) Shtoni rrepkat dhe karotat.
d) Lëngun e përziejmë mirë që të bashkohet dhe e shërbejmë mbi akull sipas dëshirës.

USHQIMI
Kalori: 64
Yndyrë: 0,4 g
Natriumi: 72 mg
Karbohidratet: 14 g
Fibra: 7 g
Sheqerna: 1.2 g
Proteina: 3.5 g

LËNG DHE SMOOTHI TË ËMBËL E KËQTSHË

51. Smoothie me luleshtrydhe, fara liri dhe mollë

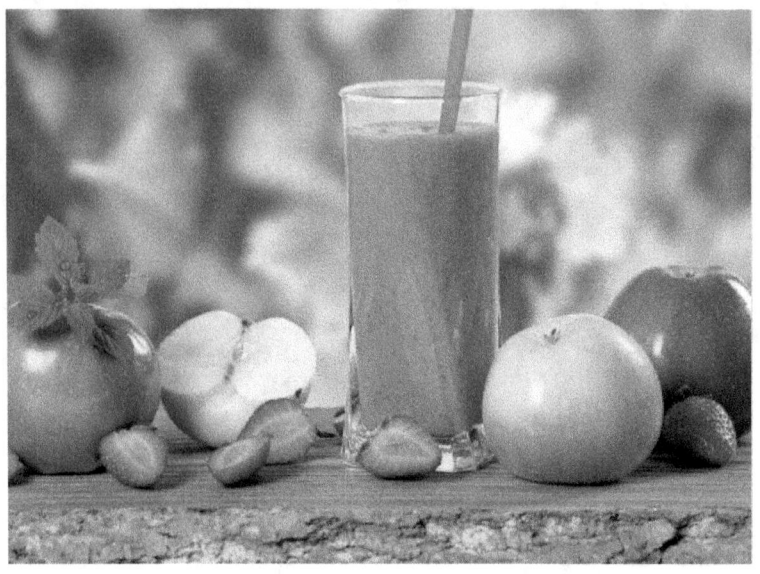

KOHA TOTALE PËR PËRGATITJE: 5 MINUTA
SHERBIMET: 2

PËRBËRËSIT:
- 3 tufa me zarzavate përziejnë pranverë
- 2 gota ujë
- 1 banane e qëruar
- 2 mollë të prera dhe të prera në katër pjesë
- 1 ½ filxhan luleshtrydhe të ngrira
- ¼ filxhan shurup panje ose shijojeni pa
- 2 lugë fara liri të bluara

UDHËZIME :
a) Vendosini përbërësit në një blender derisa të bëhen kremoze.

TË USHQYERIT
Kalori: 101
Karbohidratet: 14.7 g
Proteina: 4.2 g
Yndyrë: 2.6 g

52. Lëng i nxehtë Jalapeño dhe panxhar

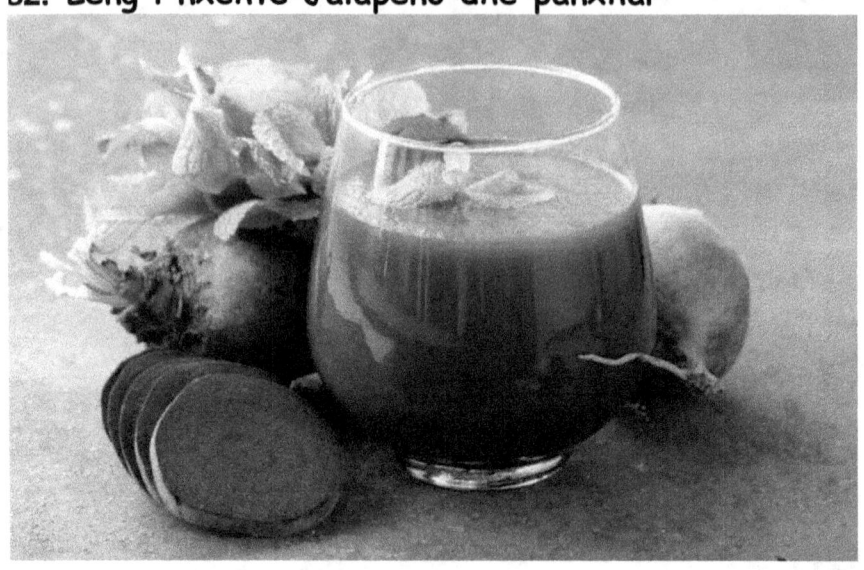

KOHA TOTALE PËR PËRGATITJE: 5 MINUTA
SHERBIMET: 1

PËRBËRËSIT

- 2 gota spinaq, të grirë
- 5 karota, të qëruara dhe të prera
- ½ gëlqere, e qëruar
- 1 jalapeño
- 1 panxhar i qëruar dhe i prerë
- 1 copë xhenxhefil, i grirë në rende
- 2 bishta selino, të grira

UDHËZIME :

a) Vendosni copat e frutave dhe perimeve në shtrydhëse frutash e perimesh. Shtypni shtrydhëse frutash e perimesh derisa lëngu i freskët të fillojë të rrjedhë.

USHQIMI

105 kalori
25 g karbohidrate
0 g yndyrë
2 g proteina

53. Lëng vishnje dhe borziloku

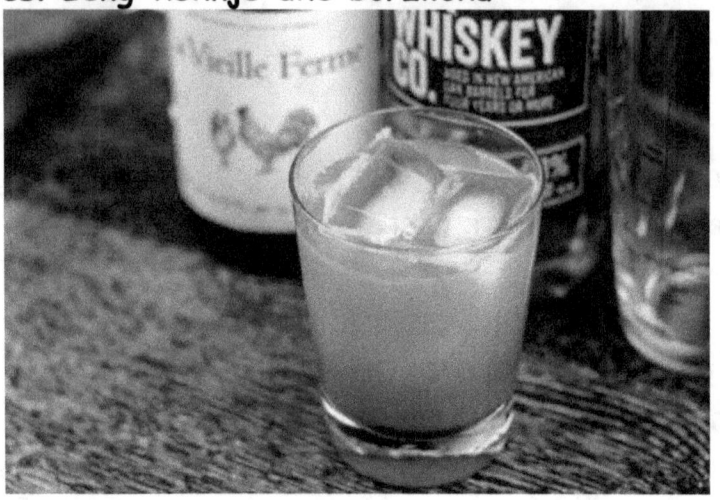

KOHA TOTALE PËR PËRGATITJE: 5 MINUTA
SHERBIMET: 1

PËRBËRËSIT
- ½ pikë vaj esencial borziloku
- 1 filxhan gjethe kale, të prera në kubikë
- 1 filxhan ananas, i prerë në kubikë
- 1 gëlqere, e qëruar
- 2 kastraveca, të qëruara
- 3 kërcell selino

DREJTIMET :
a) Vendosni copat e frutave dhe perimeve në shtrydhëse frutash e perimesh. Shtypni shtrydhëse frutash e perimesh derisa lëngu i freskët të fillojë të rrjedhë.
b) Shtoni vajin esencial të borzilokut për shije dhe shijojeni.

USHQIMI
Kalori: 159
Yndyra: 1.5 g
Natriumi: 10.8 mg
Karbohidratet: 36.9 g
Sheqerna: 32.8g
Fibra: 0 g
Proteina: 0.8 g

54. Smoothie me boronicë me lakërishtë

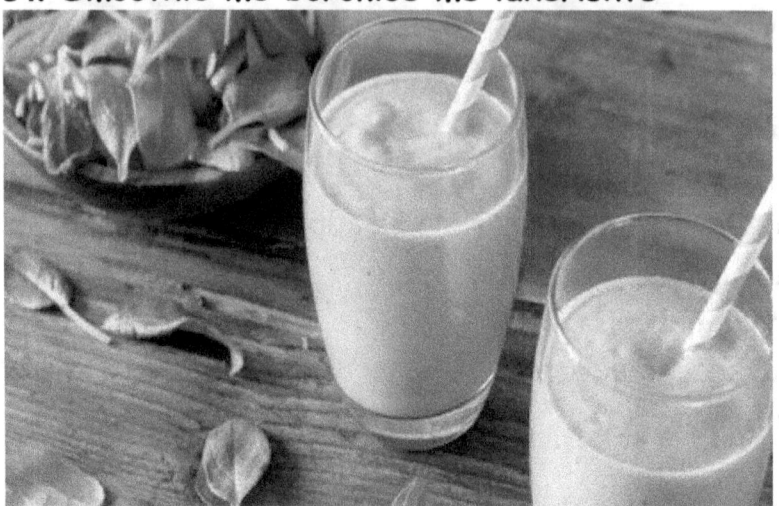

KOHA TOTALE PËR PËRGATITJE: 5 MINUTA
SHERBIMET: 2

PËRBËRËSIT:

- 2 gota lakërishtë
- 1 filxhan ananas
- 1 banane e pjekur, e prerë në feta
- 1 portokall, i qëruar dhe i prerë
- 1 datë Medjool me gropë
- 1 lugë gjelle bar gruri pluhur
- Ujë i pastruar

UDHËZIME :

a) Shtoni të gjithë përbërësit përveç ujit të pastruar në një blender.

b) Shtoni ujë për konsistencën e dëshiruar.

c) Procedoni derisa të jetë e qetë.

TË USHQYERIT

Kalori 198

Yndyrë 1 g

Karbohidratet 47 g

Proteina 5 g

55. Smoothie me limon jeshil dhe kastravec

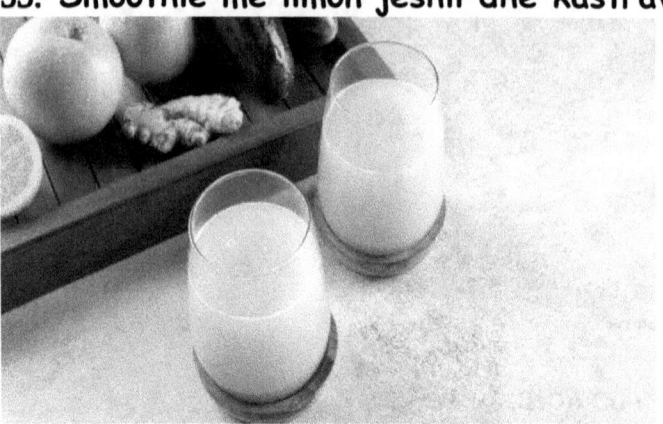

KOHA TOTALE PËR PËRGATITJE: 5 MINUTA
SHERBIMET: 2

PËRBËRËSIT:

- 1 kastravec
- 1 dardhë, e prerë në feta dhe e hequr bërthamën
- 1 mollë e prerë në feta dhe e hequr bërthamën
- 1 dorezë e grirë xhenxhefil
- $\frac{1}{2}$ filxhan ujë
- lëng $\frac{1}{2}$ limoni
- një lugë maca
- $\frac{1}{2}$ filxhan ujë akull

UDHËZIME :

a) Të gjithë këta përbërës vendosini në blender derisa të bëhen krem.

TË USHQYERIT

Kalori: 112

Karbohidratet: 30.5 g

Proteina: 2 g

Yndyrë: 0,5 g

56. Smoothie me fruta dhe proteina jeshile

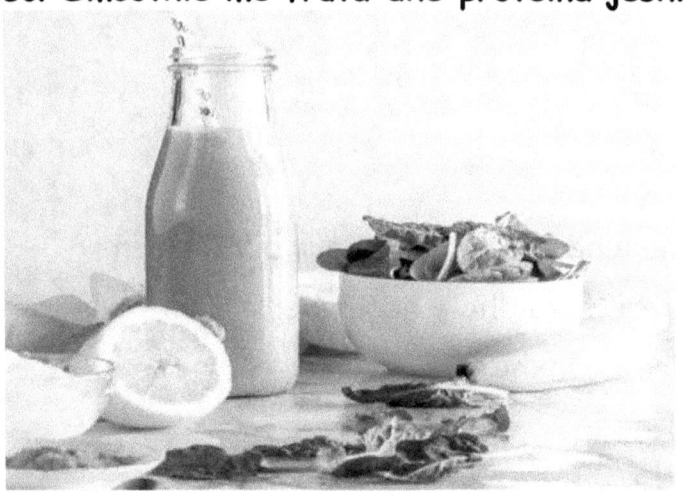

KOHA TOTALE PËR PËRGATITJE: 5 MINUTA
SHERBIMET: 4

PËRBËRËSIT:

- ½ filxhan kos të thjeshtë grek
- 2 lugë gjelle pluhur proteinash
- ½ filxhan boronica
- ½ filxhan pjeshkë, të prera në feta
- ½ filxhan ananas, i prerë në feta
- ½ filxhan luleshtrydhe
- ½ filxhan mango, e prerë në feta
- 1 tufë lakër jeshile
- ½ filxhan ujë

UDHËZIME :

a) Të gjithë këta përbërës i vendosim në blender dhe i përziejmë mirë.

TË USHQYERIT

Kalori: 330

Karbohidratet: 53 g

Proteina: 5 g

Yndyra: 13 g

57. Smoothie me zarzavate, Chia dhe Mango

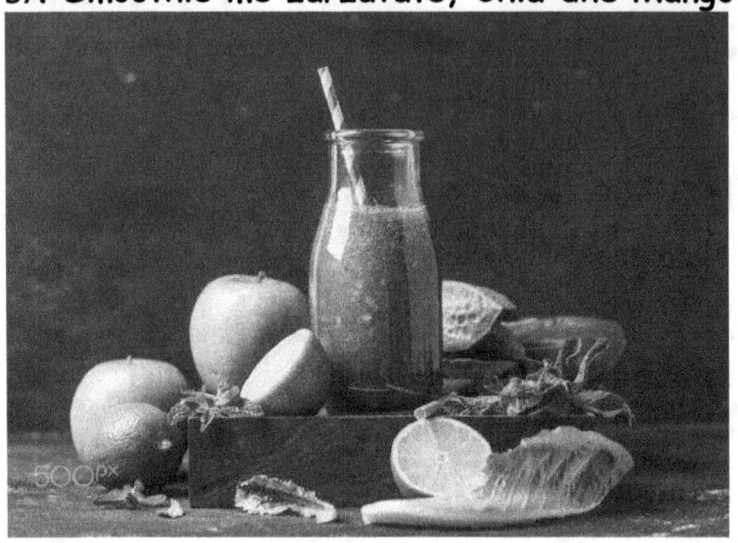

KOHA TOTALE PËR PËRGATITJE: 5 MINUTA
SHERBIMET: 2

PËRBËRËSIT:

- 1 mango e pjekur, e prerë në kubikë
- 1 portokall, të qëruar, të prerë dhe të grirë
- 1 filxhan mjedra të ngrira
- 2 lugë fara chia
- 2 lugë gjelle pluhur proteine vanilje
- 1 lugë gjelle fara liri të bluar
- ½ filxhan ujë

UDHËZIME :

a) Shtoni të gjithë përbërësit përveç ujit të pastruar në një blender.

b) Shtoni ujë për konsistencën e dëshiruar. Procedoni derisa të jetë e qetë.

TË USHQYERIT

Kalori: 345

Yndyra totale: 9.9 g

Karbohidratet: 39 g

Proteina: 32 g.

58. Përzierja e xhenxhefilit, mollës dhe karotave

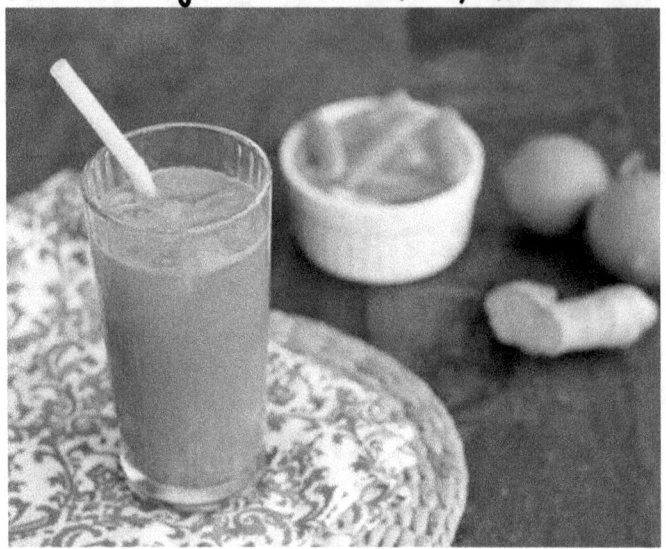

KOHA TOTALE PËR PËRGATITJE: 5 MINUTA
SHERBIMET: 2

PËRBËRËSIT
- 5 karota
- 2 mollë, të prera
- 1/2 inç xhenxhefil i freskët
- 1/4 limoni

UDHËZIME :

a) Lëng të gjithë përbërësit.
b) Kënaquni.

USHQIMI
Kalori: 348 kcal
Karbohidratet: 46 g
Proteina: 12 g
Yndyra: 14 g
Yndyrë të ngopura: 1 g
Natriumi: 88 mg
Fibra: 10 g
Sheqeri: 29 g

59. Domate, kastravec dhe limon

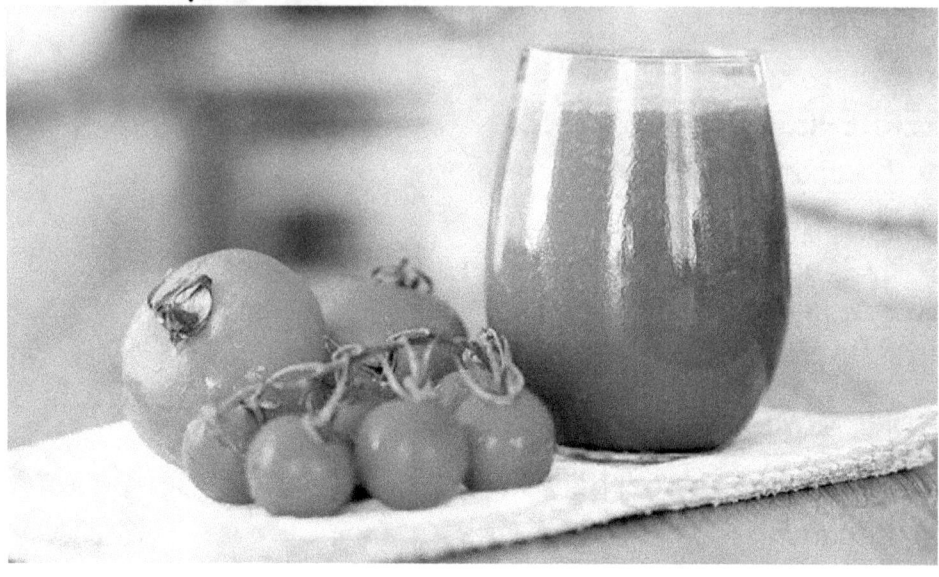

KOHA TOTALE PËR PËRGATITJE: 5 MINUTA
SHERBIMET: 2

PËRBËRËSIT:

- 1 kastravec
- 1 kërcell selino
- 1 tufë majdanoz
- 2 limonë Meyer
- 2 domate
- Dorezë xhenxhefili 1 inç

UDHËZIME :

a) Përziejini të gjithë përbërësit për t'i kombinuar.

b) Shtoni ujë nëse është e nevojshme.

TË USHQYERIT

Kalori: 83

Karbohidratet: 17 g

Proteina: 5 g

Yndyra: 1g

60. Përzierje lëngjesh të ëmbël dhe të lezetshme

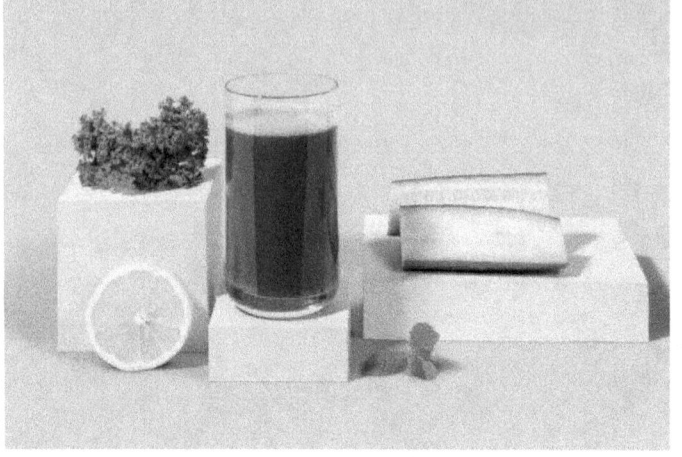

KOHA TOTALE PËR PËRGATITJE: 5 MINUTA
SHERBIMET: 1

PËRBËRËSIT:
- 1 gëlqere, e qëruar
- 1 filxhan spinaq
- 1 kastravec i qëruar
- 3 mollë të qëruara dhe të prera
- 1 copë xhenxhefil, të qëruar
- 2 bishta selino, të grira

UDHËZIME :
a) Vendosni copat e frutave dhe perimeve në shtrydhëse frutash e perimesh.
b) Shtypni shtrydhëse frutash e perimesh derisa lëngu i freskët të fillojë të rrjedhë.

USHQIMI
Kalori 34
Yndyra totale 0 gram
Natrium 1.7 mg
Karbohidratet 9.1 gram
Fibra 0,1 gram
Sheqerna 8.4 gram
Proteina 0,1 gram

FRUTA DHE ZHELBORË

61. Berry Green

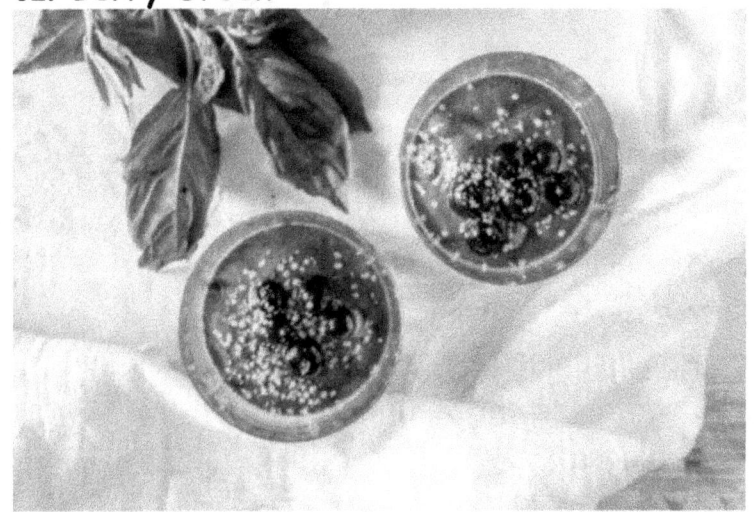

Serbimet: 2

Përbërësit :
3 grushte spinaq
2 gota ujë
1 mollë, me bërthama dhe të prera në katër pjesë
1 filxhan mango të ngrirë
1 filxhan luleshtrydhe të ngrira
1 grusht rrush të ngrirë ose të freskët pa fara
¼ filxhan shurup panje ose shijojeni pa
2 lugë fara liri të bluara

Drejtimet:
Vendosni zarzavatet me gjethe dhe ujin në një blender dhe përziejeni derisa përzierja të ketë një konsistencë të ngjashme me lëngun e gjelbër.
Ndalojeni mikserin dhe shtoni përbërësit e mbetur.
Përziejini derisa të bëhen krem.

Fakte të ushqyerit
Kalori 59
Yndyrë 2.6 g
Karbohidratet 52 g
Proteina 12 g

62. Smoothie për djegien e dhjamit

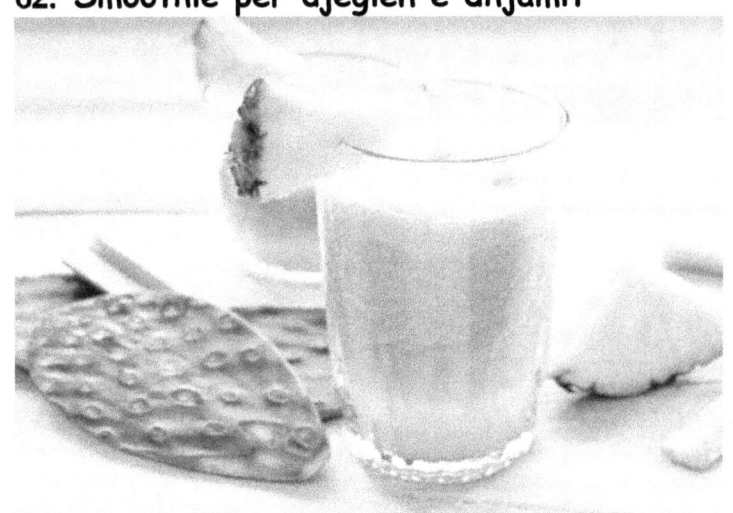

Serbimet: 2

Përbërësit
1 filxhan spinaq i freskët, i grirë
2 lugë mente të freskët
1 kërcell selino, i grirë
½ filxhan çaj jeshil të zier
½ grejpfrut i madh
1 filxhan ananas, i prerë
¼ avokado, e prerë

Drejtimet:
Lyejeni spinaqin, nenexhikun dhe selinon së bashku me çajin jeshil.
Përziejini derisa të jetë e qetë.
Shtoni përbërësit e mbetur.
Përziejini sërish dhe shërbejeni.

Të ushqyerit
Kalori: 71
Karbohidratet: 24 g
Proteina: 1 g
Yndyra: 2 g

63. Mollë- Smoothie me luleshtrydhe

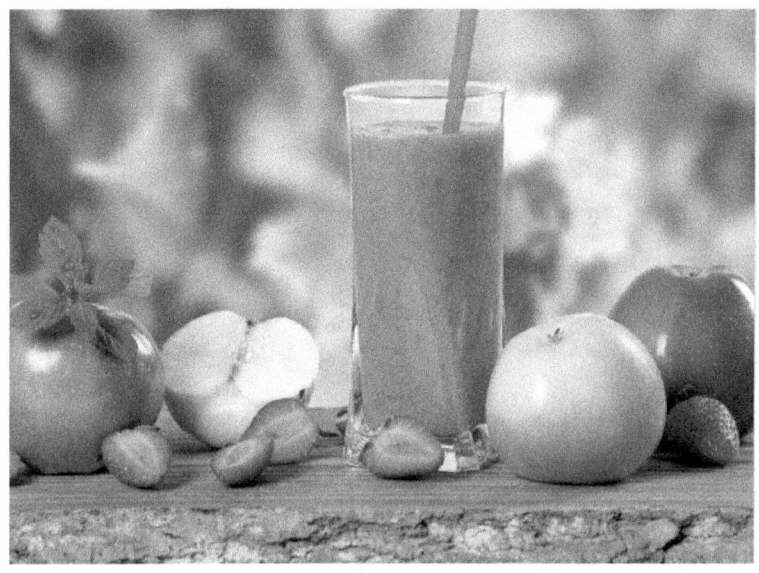

Serbimet: 2

Përbërësit :
3 grushta me zarzavate përzieni pranverën
2 gota ujë
1 banane e qëruar
2 mollë të prera dhe të prera në katër pjesë
1 ½ filxhan luleshtrydhe të ngrira
¼ filxhan shurup panje ose shijojeni pa
2 lugë fara liri të bluara

Drejtimet:
Vendosni zarzavatet me gjethe dhe ujin në një blender dhe përziejeni derisa përzierja të ketë një konsistencë të ngjashme me lëngun e gjelbër.
Ndalojeni mikserin dhe shtoni përbërësit e mbetur.
Përziejini derisa të bëhen krem.

Të ushqyerit
Kalori: 101
Karbohidratet: 14.7 g
Proteina: 4.2 g
Yndyrë: 2.6 g

64. Smoothie me manaferra jeshile

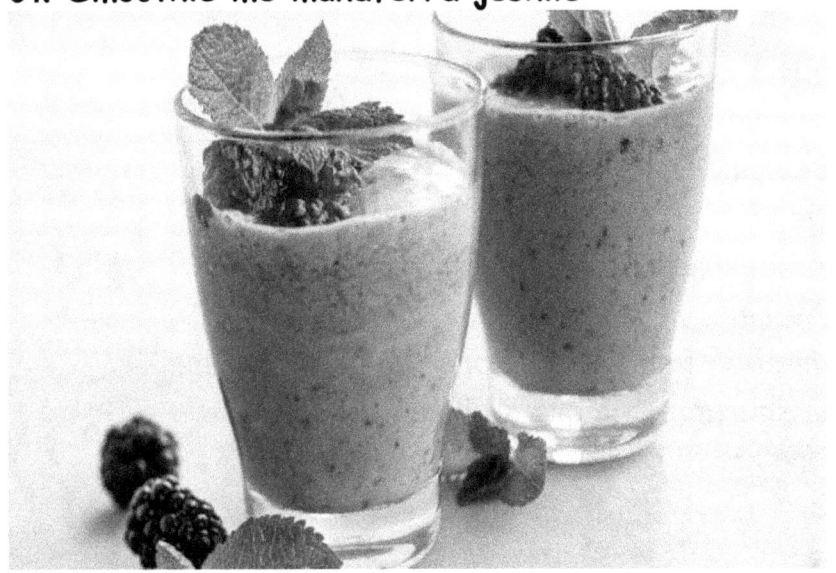

Serbimet: 2

Përbërësit :
1 grusht perzierje zarzavate pranverore
2 grushte spinaq
2 gota ujë
1½ filxhan boronica të ngrira
1 banane e qëruar
1 mollë, me bërthama dhe të prera në katër pjesë
¼ filxhan shurup panje ose shijojeni pa
2 lugë fara liri të bluara

Drejtimet:
Vendosni zarzavatet me gjethe dhe ujin në një blender dhe përziejeni derisa përzierja të ketë një konsistencë të ngjashme me lëngun e gjelbër.
Ndalojeni mikserin dhe shtoni përbërësit e mbetur.
Përziejini derisa të bëhen krem.

Të ushqyerit
Kalori 157.9
Yndyrë 0.8 g
Karbohidrate 37.1 g
Proteina 4.3 g

65. Smoothie Peach Berry

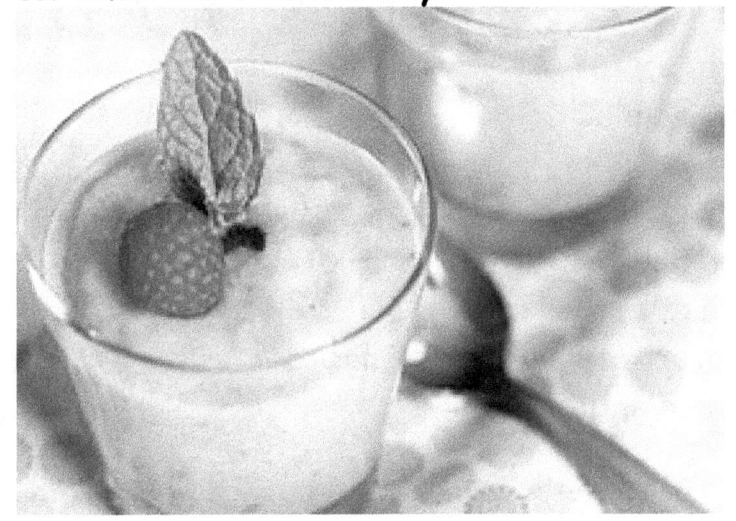

Serbimet: 2

Përbërësit :
2 grushta lakër jeshile
1 grusht spinaq
2 gota ujë
2 mollë të prera dhe të prera në katër pjesë
1½ filxhan pjeshkë të ngrira
1½ filxhan manaferra të përziera të ngrira
¼ shurup panje ose shijojeni pa
2 lugë fara liri të bluara

Drejtimet:
Vendosni zarzavatet me gjethe dhe ujin në një blender dhe përziejeni derisa përzierja të ketë një konsistencë të ngjashme me lëngun e gjelbër.
Ndalojeni mikserin dhe shtoni përbërësit e mbetur.
Përziejini derisa të bëhen krem.

Të ushqyerit
Kalori 59
Yndyrë 3 g
Karbohidratet 36 g
Proteina 11 g

66. Smoothie me manaferra pjeshke me spinaq

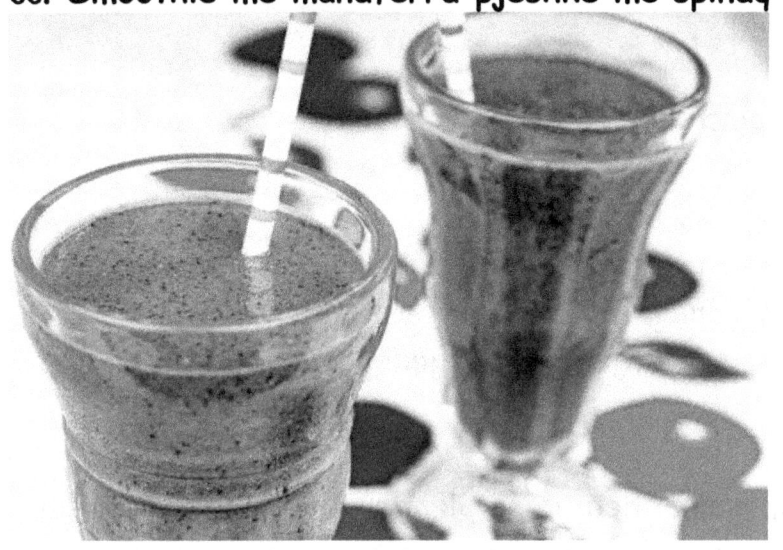

Serbimet: 2

Përbërësit :
3 grushte spinaq
2 gota ujë
1 filxhan pjeshkë të ngrira
1 grusht rrush të freskët pa fara
1½ filxhan boronica
¼ filxhan shurup panje ose shijojeni pa

Drejtimet:
Vendosni spinaqin dhe ujin në blender dhe përzieni derisa masa të ketë një konsistencë të ngjashme me lëngun e gjelbër. Ndalojeni mikserin dhe shtoni përbërësit e mbetur.
Përziejini derisa të bëhen krem.

Të ushqyerit
Kalori: 98.6
Yndyrë: 3.8 g
Karbohidratet: 42.7 g
Fibra dietike: 9.2 g
Proteina: 8.2 g

67. Smoothie me spinaq ananasi

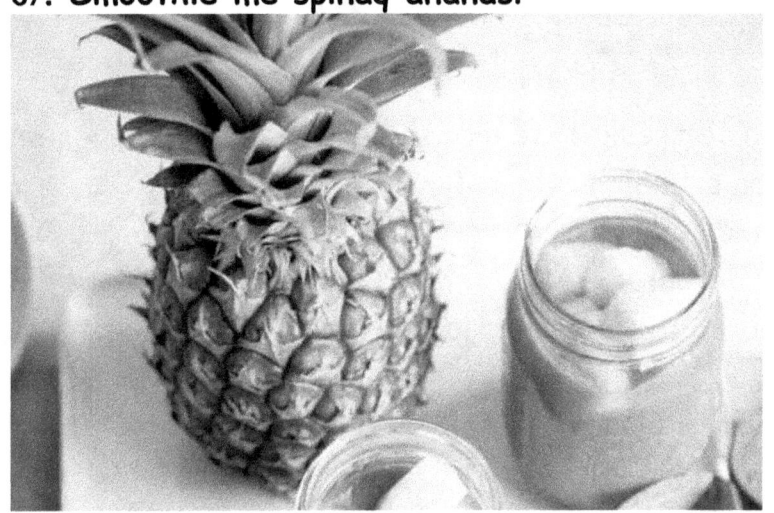

Serbimet: 2

Përbërësit :
2 gota spinaq të freskët, të mbështjellë
1 filxhan copa ananasi
2 gota pjeshkë të ngrira
2 banane, të qëruara
¼ filxhan shurup panje ose shijojeni pa
2 gota ujë
2 lugë fara liri të bluara

Drejtimet:
Vendosni spinaqin dhe ujin në blender dhe përzieni derisa masa të ketë një konsistencë të ngjashme me lëngun e gjelbër. Ndalojeni mikserin dhe shtoni përbërësit e mbetur.
Përziejini derisa të bëhen krem.

Të ushqyerit
Kalori 94.0
Yndyrë 4.0 g
Karbohidrate 40.3 g
Proteina 5 g

68. Smoothie me kokrra ananasi

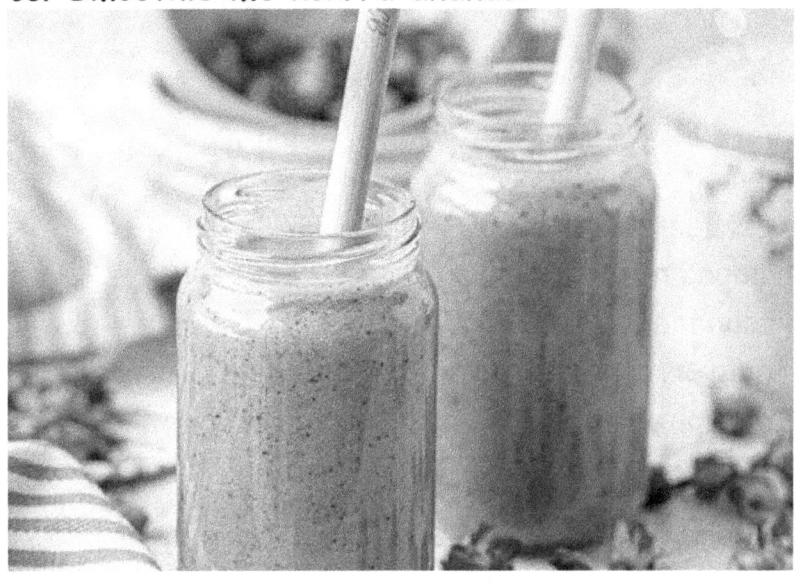

Serbimet: 2

Përbërësit :
2 grushta me zarzavate përziejnë pranverë
2 grushte spinaq
1 banane e qëruar
1 ½ filxhan copa ananasi
1½ filxhan copa mango të ngrira
1 filxhan manaferra të përziera të ngrira
¼ filxhan shurup panje ose shijojeni pa
2 gota ujë
2 lugë fara liri të bluara

Drejtimet:
Vendosni zarzavatet me gjethe dhe ujin në një blender dhe përziejeni derisa përzierja të ketë një konsistencë të ngjashme me lëngun e gjelbër. Ndalojeni mikserin dhe shtoni përbërësit e mbetur.
Përziejini derisa të bëhen krem.

Të ushqyerit
Kalori 126
Yndyrë totale 0,6 g
Karbohidratet 31 g
Proteina 1.3 g

69. Smoothie me boronicë

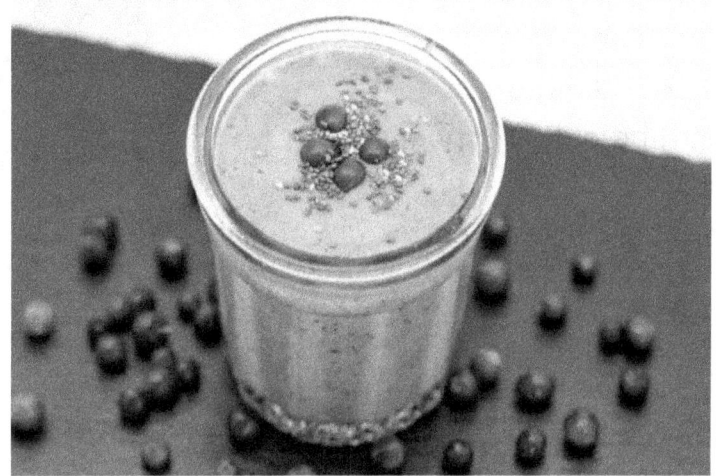

Serbimet: 2

Përbërësit :
1-1½ filxhan (200-300 ml) ujë
½ filxhan (100 ml) bajame, të njomura
2 kajsi, të njomura
¼ filxhan (50 ml) boronica, të ngrira ose të shkrira

Drejtimet:
Përzieni 200 ml ujë me bajame për të bërë qumësht.
Kullojeni përmes një sitë ose qese qumështi me arrat.
Hidhni qumështin e kulluar në blender.
Shtoni kajsitë dhe bëjeni përsëri pure.
Përziejini manaferrat dhe shtoni më shumë ujë në konsistencën e dëshiruar.

Të ushqyerit
Kalori 140.2
Yndyrë totale 0,6 g
Karbohidrate 29.9 g
Proteina 4.4 g

70. Smoothie me manaferra me spinaq

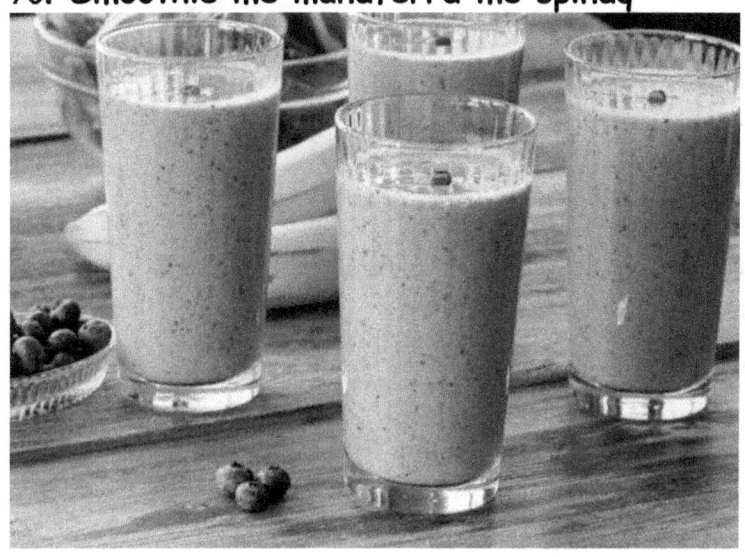

Serbimet: 2

Përbërësit :
2 grushta lakër jeshile
2 grushte spinaq
2 gota ujë
1 mollë, me bërthama dhe të prera në katër pjesë
1 banane e qëruar
1½ filxhan boronica të ngrira
¼ filxhan shurup panje ose shijojeni pa
2 lugë fara liri të bluara
OPTIONAL: 1 lugë pluhur proteinash

Drejtimet:
Vendosni zarzavatet me gjethe dhe ujin në një blender dhe përziejeni derisa përzierja të ketë një konsistencë të ngjashme me lëngun e gjelbër. Ndalojeni mikserin dhe shtoni përbërësit e mbetur.
Përziejini derisa të bëhen krem.

Të ushqyerit
Kalori 313.1
Yndyrë totale 4.0 g
Karbohidrate totale 70.7 g
Proteina 7.1 g

71. Smoothie mango me mollë

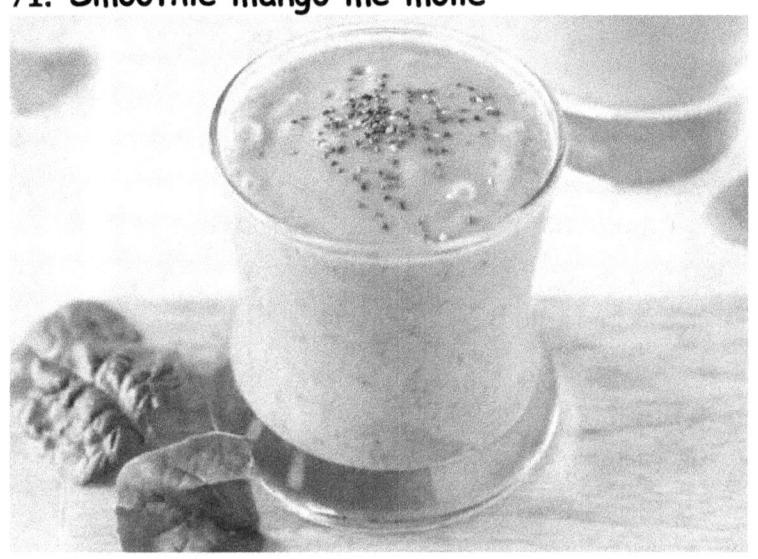

Serbimet: 2

Përbërësit :
3 grushte spinaq
2 gota ujë
1 mollë, me bërthama dhe të prera në katër pjesë
1½ filxhan mango
2 gota luleshtrydhe të ngrira
¼ filxhan shurup panje ose shijojeni pa
2 lugë fara liri të bluara
OPTIONAL: 1 lugë pluhur proteinash

Drejtimet:
Vendosni spinaqin dhe ujin në blender dhe përzieni derisa masa të ketë një konsistencë të ngjashme me lëngun e gjelbër. Ndaloni blenderin dhe shtoni përbërësit e mbetur në blender.
Përziejini derisa të bëhen krem.

Të ushqyerit
186 Cal
40 g karbohidrate
0 g yndyrë
2 g proteina

72. Smoothie me kale pineapple

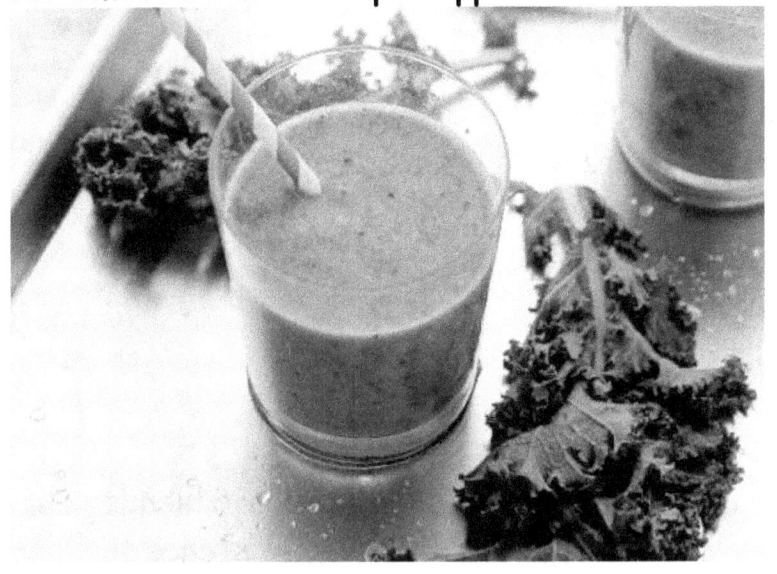

Serbimet: 2

Përbërësit :
2 grushta lakër jeshile
1 grusht perzierje zarzavate pranverore
2 gota ujë
1½ filxhan pjeshkë të ngrira
2 grushte copa ananasi
2 lugë fara liri të bluara

Drejtimet:
Vendosni zarzavatet me gjethe dhe ujin në një blender dhe përziejeni derisa përzierja të ketë një konsistencë të ngjashme me lëngun e gjelbër. Ndalojeni mikserin dhe shtoni përbërësit e mbetur.
Përziejini derisa të bëhen krem.

Të ushqyerit
Kalori: 97
Karbohidratet: 42 g
Proteina: 12 g
Yndyra: 2 g

73. Smoothie ditor për dobësim me gëlqere dhe kopër

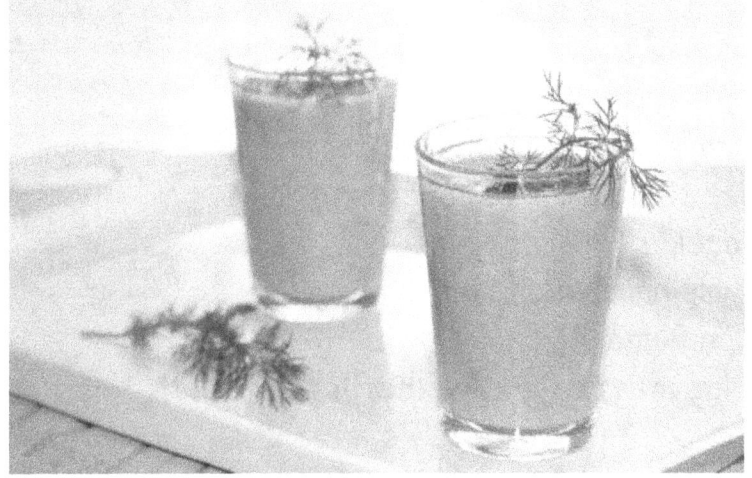

Serbimet: 2

Përbërësit :

½ dardhe
1 filxhan kastravec të prerë dhe me fara
¼ filxhan kopër të freskët të copëtuar
1 avokado e vogël
1 filxhan baby spinaq
2 lugë gjelle lëng limoni
Një dorezë 1 inç me rrënjë xhenxhefili të freskët, të qëruar
1 filxhan ananas të ngrirë
1 ¼ filxhan ujë
3 deri në 4 kube akulli

Drejtimet:
Vendosni të gjithë përbërësit përveç akullores në një blender dhe përpunoni derisa të bëhet një masë e butë dhe kremoze.
Shtoni akullin dhe përpunoni përsëri. Pini të ftohur.

Të ushqyerit
Kalori 284
Yndyrë 20 g
Karbohidratet 15 g
Fibra 9 g
Proteina 14 g

74. Smoothie ëndrrash me lakër jeshile pjeshke

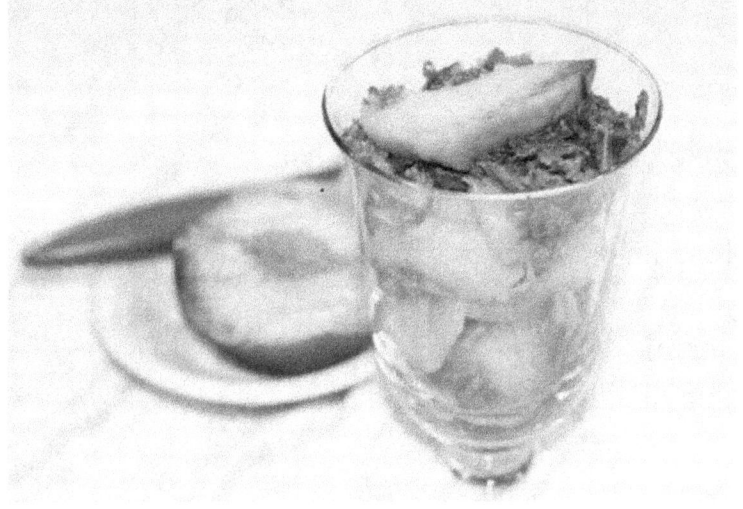

Serbimet: 2

Përbërësit :
½ avokado
1 filxhan pjeshkë organike të ngrira të ngrira
1 banane e ngrirë, e prerë në copa
2 lugë gjelle lëng limoni të freskët
1 ¼ filxhan ujë
grusht lakër jeshile
3 deri në 4 kube akulli

Drejtimet:
Vendosni të gjithë përbërësit përveç akullores në një blender dhe përpunoni derisa të bëhet një masë e butë dhe kremoze.
Shtoni akullin dhe hurmat (nëse përdorni) dhe përpunoni përsëri. Pini të ftohur.

Të ushqyerit
Kalori 78
Yndyrë 2.5 g
Karbohidrate 85.4 g
Fibra dietike 14 g
Proteina 17.2 g

75. Smoothie për ftohës me shalqi

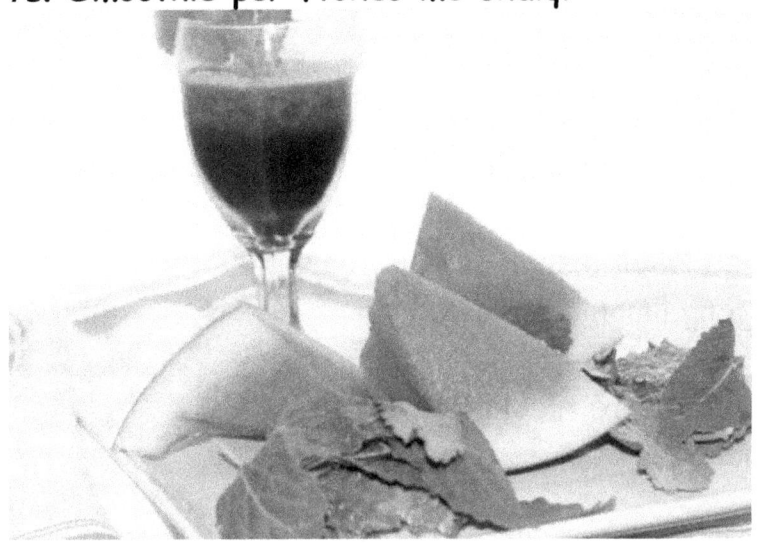

Serbimet: 2

Përbërësit :
2 gota shalqi pa fara të prera në kubikë
1 kastravec i plotë, i qëruar, i prerë me fara dhe i prerë përafërsisht
1 grusht i madh lakër jeshile të copëtuar
3 lugë gjelle lëng limoni të freskët
1/4 filxhan nenexhik të freskët të copëtuar
1/4 filxhan borzilok të freskët të copëtuar
1 filxhan kube akulli

Drejtimet:
Vendosni shalqinin dhe kastravecin në një blender dhe përpunoni derisa të jenë të lëmuara dhe kremoze.
Shtoni përbërësit e mbetur dhe përpunoni përsëri. Pini akull të ftohtë.

Të ushqyerit
Kalori 70
Yndyrë 0 g
Karbohidrate 16 g
Proteina 1 g

76. Smoothie me mollë me kanellë

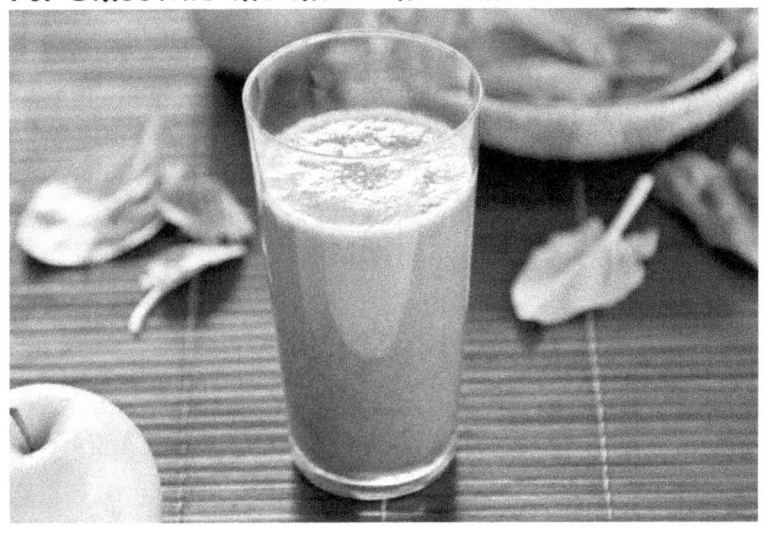

Serbimet: 2

Përbërësit :
1 banane e ngrirë, e prerë në copa sa një kafshatë
1 mollë organike Granny Smith, e prerë dhe e prerë (me lëkurë)
1 lugë gjelle lëng limoni të freskët
1 grusht i madh spinaq bebe
1 gotë ujë të ftohtë
2 deri në 3 hurma pa fara
1/2 lugë çaji kanellë
1/8 lugë çaji arrëmyshk
4 deri në 5 kube akulli

Drejtimet:
Vendosni të gjithë përbërësit përveç akullores në një blender dhe përpunoni derisa të bëhet një masë e butë dhe kremoze.
Shtoni akullin dhe përpunoni përsëri. Pini të ftohur.

Të ushqyerit
Kalori: 277
Yndyra: 6 g
Karbohidratet: 47 g
Proteina: 10 g

77. Smoothie Chia me çokollatë

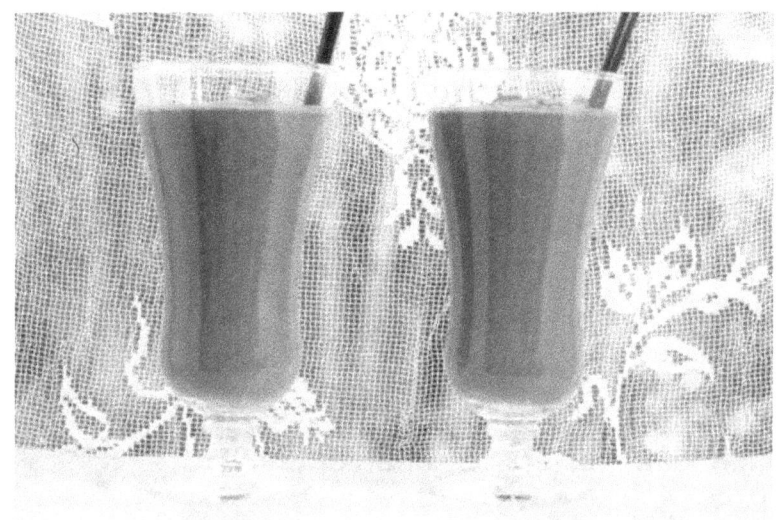

Serbimet: 2

Përbërësit :
1 gotë ujë
1 ½ filxhan luleshtrydhe organike të ngrira
1 lugë fara chia
2 lugë gjelle kakao të papërpunuara
1 lugë gjelle pluhur kakao të papërpunuar
6 arra makadamia të papërpunuara
3 hurma me kokrra
1 banane e ngrirë, e prerë në copa sa një kafshatë
1 grusht i madh lakër jeshile të copëtuar
4 deri në 5 kube akulli

Drejtimet:
Vendosni ujin dhe luleshtrydhet në një blender dhe përpunoni derisa të jenë të lëmuara dhe kremoze.
Shtoni farat chia, fijet e kakaos, pluhurin e kakaos dhe arrat makadamia; Procedoni për 1 minutë të plotë. Shtoni hurmat, bananen e ngrirë dhe lakër jeshile dhe përpunoni përsëri derisa të kombinohen mirë. Shtoni akullin dhe përpunoni përsëri.
Shërbejeni të ftohtë në akull.

Të ushqyerit
Kalori 163
Yndyrë 10 g
Karbohidratet 7 g
Proteina 13 g

78. Smoothie me çaj jeshil me xhenxhefil

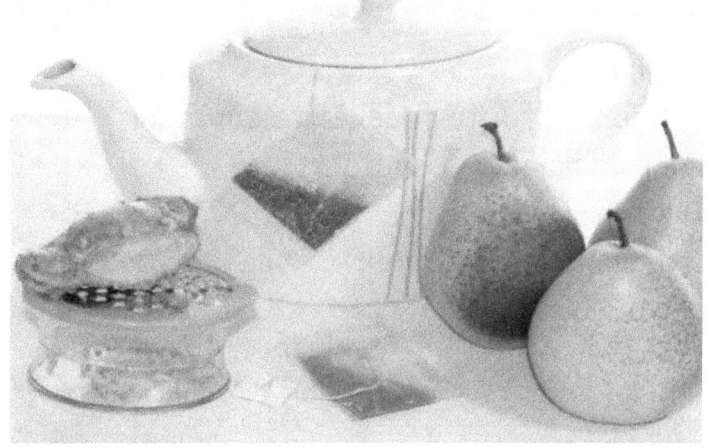

Serbimet: 2

Përbërësit :
1 dardhë anzhu, e grirë
1 lugë çaji rrënjë xhenxhefili të freskët të copëtuar
1 grusht i madh marule rome të copëtuar
1 lugë gjelle fara kërpi
1 filxhan çaj jeshil pa sheqer, i ftohur
7 deri në 9 kube akulli

Drejtimet:
Vendosni të gjithë përbërësit përveç akullores në një blender dhe përpunoni derisa të bëhet një masë e butë dhe kremoze.
Shtoni akullin dhe përpunoni përsëri. Pini të ftohur.

Të ushqyerit
Kalori: 114
Karbohidratet: 62 g
Proteina: 24 g
Yndyra: 21 g

79. Smoothie Colada jeshile

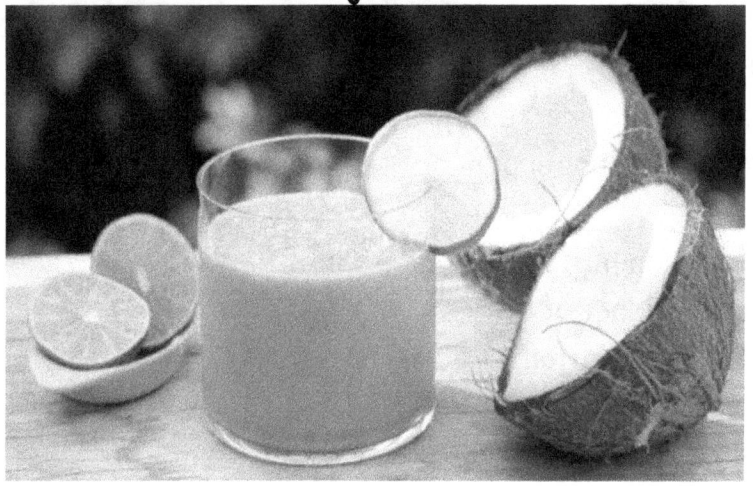

Serbimet: 2

Përbërësit :
1 filxhan ananas të ngrirë të copëtuar
3 lugë arrë kokosi të papërpunuar, të pa ëmbëlsuar, të grirë
1 lugë gjelle lëng limoni të freskët
1 grusht gjethe spinaqi bebe
3 hurma pa kokrra (të njomura dhe të buta)
1 gotë ujë
4 deri në 5 kube akulli

Drejtimet:
Vendosni të gjithë përbërësit përveç akullores në një blender dhe përpunoni derisa të bëhet një masë e butë dhe kremoze. Shtoni akullin dhe përpunoni përsëri.
Pini akull të ftohtë.

Të ushqyerit
325 kalori
proteina 26.5 g
karbohidrate 35.4 g
yndyrë 9.2 g

80. Smoothie me çokollatë me nenexhik

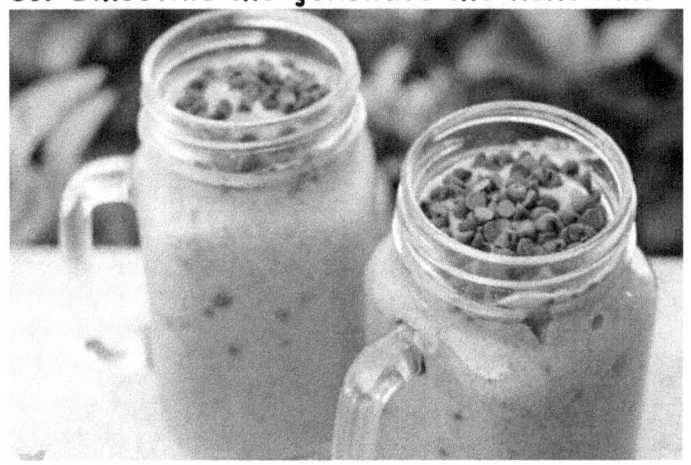

Serbimet: 2

Përbërësit :

1 banane e ngrirë, e prerë në copa sa një kafshatë
1/2 filxhan pjeshkë të ngrira
1/2 filxhan arra makadamia të papërpunuara
1/3 filxhan gjethe menteje të freskëta të copëtuara
3 lugë thumba kakao të papërpunuara
2 deri në 3 hurma pa fara
1/2 lugë çaji ekstrakt të pastër vanilje
1 ½ filxhan ujë
3 ose 4 kube akulli

Drejtimet:
Vendosni të gjithë përbërësit përveç akullores në një blender dhe përpunoni derisa të bëhet një masë e butë dhe kremoze.
Shtoni akullin dhe përpunoni përsëri. Pini të ftohur.

Të ushqyerit
Kalori 310
Yndyrë 11 g
Karbohidratet 32 g
Proteina 24 g

81. Smoothie Sunny C Delight

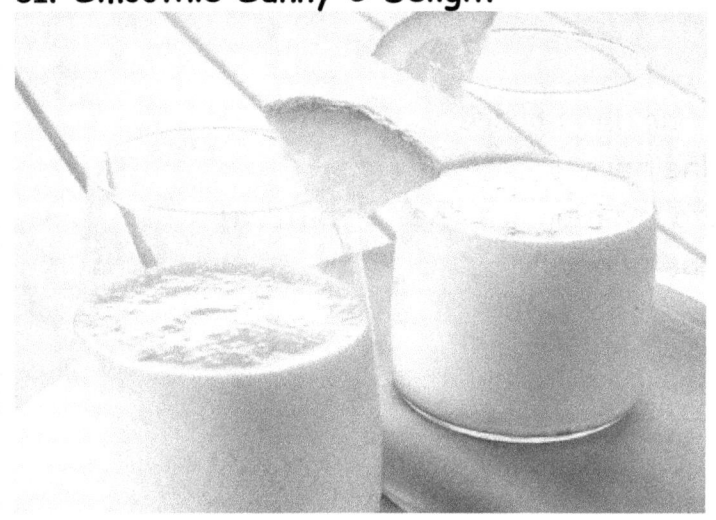

Serbimet: 2

Përbërësit :
1 portokall, i qëruar dhe i prerë
1 kivi, i qëruar dhe i prerë
5 hurma pa koriza (të njomura dhe të zbutura)
1/2 filxhan ananas të ngrirë
2 lugë fara kërpi
1/2 filxhan ujë
3 deri në 4 kube akulli

Drejtimet:
Vendosni të gjithë përbërësit përveç akullores në një blender dhe përpunoni derisa të bëhet një masë e butë dhe kremoze.

Të ushqyerit
1.4 g karbohidrate totale
0.2 g yndyrë
0.1 g proteina
10 kalori

82. Smoothie me luleshtrydhe dhe krem

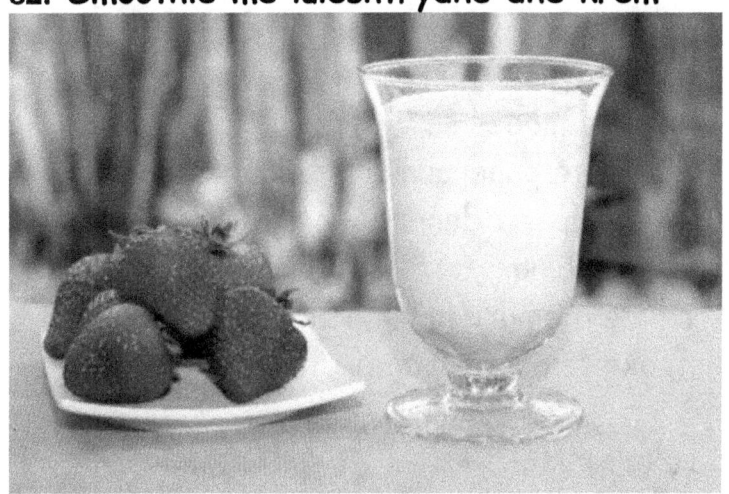

Serbimet: 2

Përbërësit :
1/4 filxhan tërshërë të modës së vjetër
3 lugë arra makadamia të papërpunuara të copëtuara (mundësisht të ngjyhet për 1 deri në 2 orë)
1 filxhan luleshtrydhe të ngrira
4 hurma pa kokrra (të njomura për t'u zbutur)
1/4 lugë çaji ekstrakt të pastër vanilje
1 gotë ujë
3 deri në 4 kube akulli

Drejtimet:
Vendosni të gjithë përbërësit përveç akullores në një blender dhe përpunoni derisa të bëhet një masë e butë dhe kremoze.

Të ushqyerit
Kalori: 210
Proteina: 5 g
Yndyrë: 4.5 g
Karbohidratet: 40 g

83. Smoothie me gëlqere pa qumësht

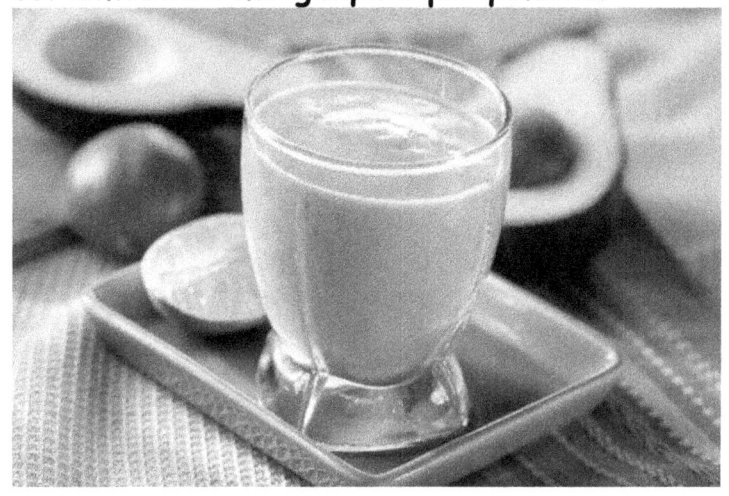

Serbimet: 2

Përbërësit :
1 banane e ngrirë, e prerë në copa sa një kafshatë
1/4 filxhan avokado pure
2 lugë gjelle lëng limoni
5 deri në 6 hurma pa kokrra (të njomura dhe të zbutura)
1/4 filxhan shqeme të papërpunuara
1/8 lugë çaji ekstrakt i pastër vanilje
1/8 lugë çaji kripë deti të parafinuar
1 gotë ujë
8 kube akulli

Drejtimet:
Vendosni të gjithë përbërësit përveç akullores në një blender dhe përpunoni derisa të bëhet një masë e butë dhe kremoze.
Shtoni akullin dhe përpunoni përsëri. Pini të ftohur.

Të ushqyerit
Kalori 370
Yndyrë totale 0,5 g
Karbohidratet 89 g
Proteina 2 g

84. Smoothie me xhenxhefil dhe boronicë të egër

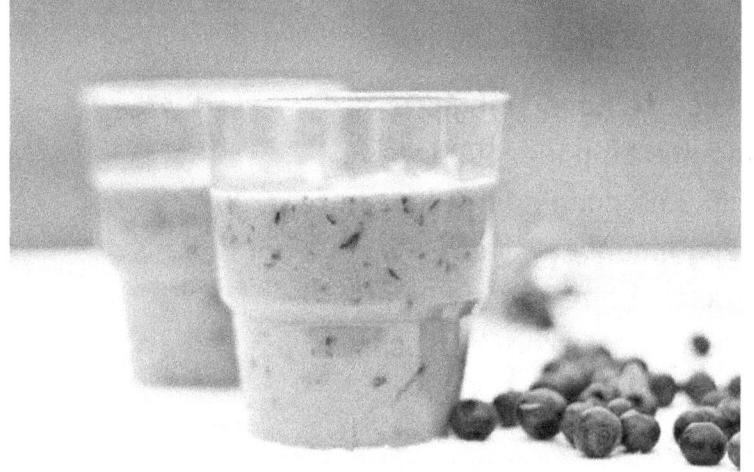

Serbimet: 2

Përbërësit :
1 filxhan boronica të egra të ngrira
1/4 filxhan shqeme të papërpunuara
1 banane, e prerë në copa sa një kafshatë
1 lugë gjelle lëng limoni të freskët
1/2 lugë çaji ekstrakt të pastër vanilje
1 lugë gjelle rrënjë xhenxhefili të sapo grirë
5 deri në 6 hurma pa fara
1 gotë ujë të ftohtë
5 deri në 6 kube akulli

Drejtimet:
Vendosni të gjithë përbërësit përveç akullores në një blender dhe përpunoni derisa të bëhet një masë e butë dhe kremoze.
Shtoni akullin dhe përpunoni përsëri. Pini të ftohur.

Të ushqyerit
Kalori 272
Yndyrë 15 g
Karbohidrate 32 g
Proteina 3 g

85. Smoothie me kapuçin

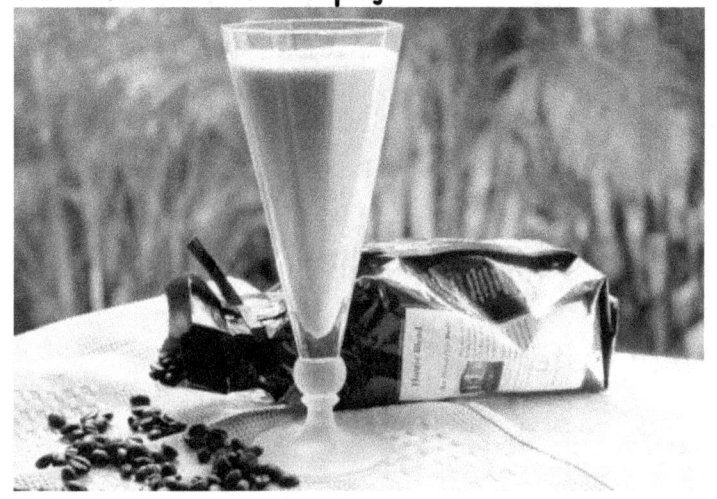

Serbimet: 6

Përbërësit :
1 banane, e prerë në copa sa një kafshatë
2 lugë fara kërpi
8 bajame
1 lugë çaji pluhur ekspres i menjëhershëm
1/2 lugë çaji kanellë
1 lugë çaji ekstrakt i pastër vanilje
3 hurma Medjool
1 ½ filxhan qumësht bajame

Drejtimet:
Vendosini të gjithë përbërësit në një blender dhe përpunoni derisa të jenë të lëmuara dhe kremoze.

Të ushqyerit
Kalori 1340
Yndyrë 39 g
Karbohidrate 245 g
Proteina 4 g

86. Smoothie vanilje qershie

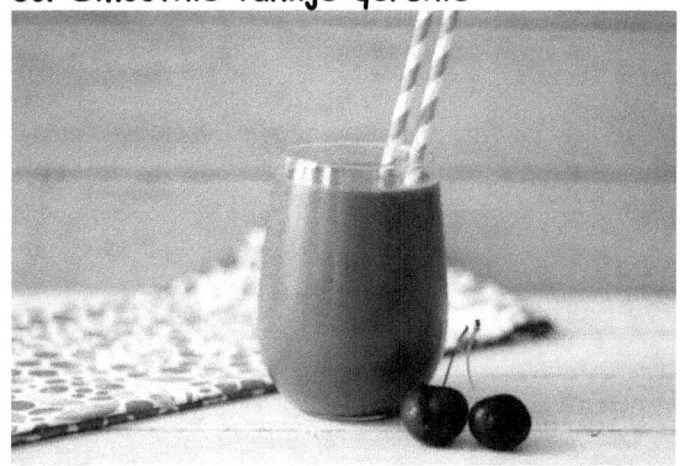

Serbimet: 2

Përbërësit :
1 filxhan qershi të ngrirë pa koriza
1/4 filxhan arra makadamia të papërpunuara
1/2 banane, e prerë në copa
1/4 filxhan kokrra goji të thata
1 lugë çaji ekstrakt i pastër vanilje
1 gotë ujë
6 deri në 8 kube akulli

Drejtimet:
Vendosni të gjithë përbërësit përveç akullores në një blender dhe përpunoni derisa të bëhet një masë e butë dhe kremoze.
Shtoni akullin dhe përpunoni përsëri. Pini akull të ftohtë.

Të ushqyerit
Kalori 120
Yndyrë 0,5 g
Karbohidrate 25 g
Proteina 11 g

87. Goji dhe Chia

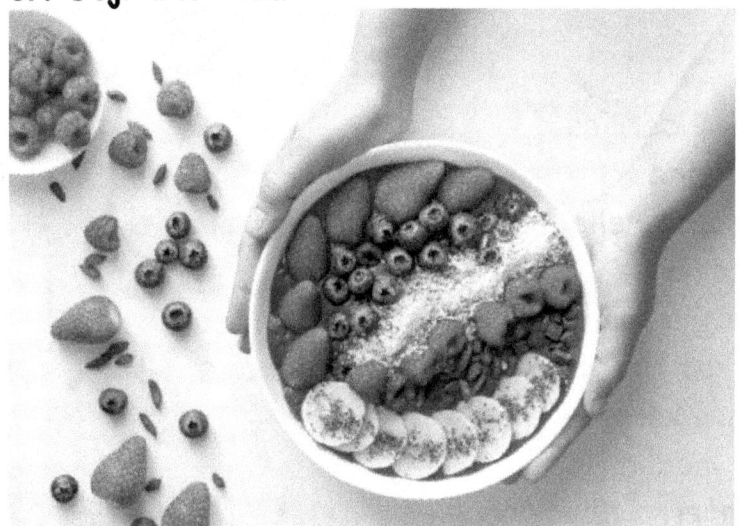

Serbimet: 2

Përbërësit
1 lugë gjelle goji berries
1 lugë luleshtrydhe
1-inç copë shkop kanelle
2-4 lugë fara chia
1 lugë gjelle vaj kokosi
16 ons. uje kokosi
1/3 filxhan fara kërpi
2-3 gjethe të mëdha kale
1 filxhan manaferra të ngrira
½ banane e ngrirë

Drejtimet
Vendosni manaferrat goji, kanellën dhe farat chia në blenderin tuaj dhe shtoni aq ujë kokosi sa të mbulohet mirë. Lëreni të njomet për rreth 10 minuta.
Vendosni ujin e mbetur të kokosit dhe përbërësit në blender dhe përpunoni në vendosjen e duhur të Smoothie, duke shtuar lëng shtesë (ujë kokosi, ujë ose qumësht arra) për konsistencën e dëshiruar.

Të ushqyerit
Kalori 155
Yndyrë totale 25,95 g
Karbohidratet totale 52 g
Proteina 37.25 g

88. me fruta kokosi

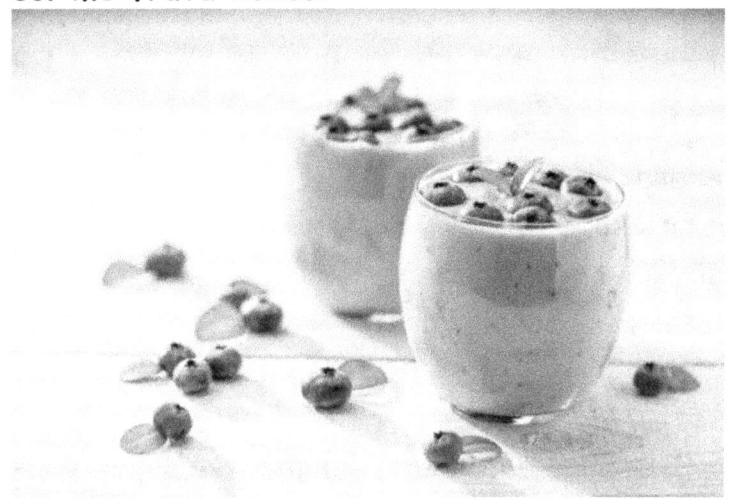

Serbimet: 4

Përbërësit
1 qese 10 ons me boronica të ngrira ose fruta të tjera
3 banane të pjekura
1 filxhan kos të thjeshtë
1 filxhan qumësht kokosi pa sheqer
1 lugë gjelle mjaltë të papërpunuar

Drejtimet:
Në një blender, bëni pure boronicat, bananet, kosin, qumështin e kokosit dhe mjaltin.
Shërbejeni.

Të ushqyerit
Kalori: 140
Karbohidratet: 28 g
Proteina: 1 g
Fibra: 2 g

89. Smoothie Sleepy

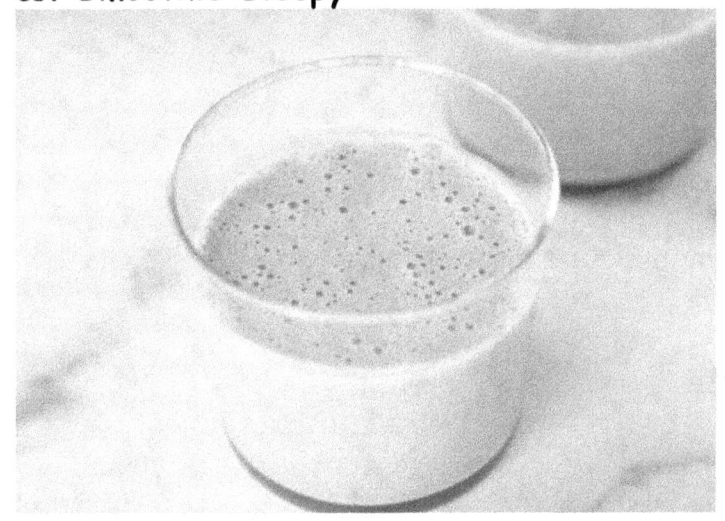

Serbimet: 2

Përbërësit:

2 gota spinaq bebe

1 filxhan qumësht bajame

1 filxhan çaj kamomili të zier (i ftohur)

1 banane

1 lugë çaji mjaltë

Drejtimet:
Të gjithë përbërësit i vendosim në blender dhe i bëjmë pure.

Të ushqyerit
Kalori: 163
Yndyra totale: 5 g
Karbohidratet: 29 g
Proteina: 3 g

90. Smoothie suksesi

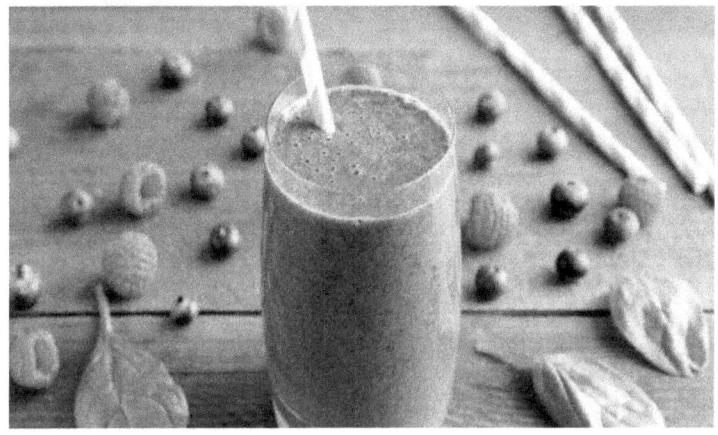

Serbimet: 2

Përbërësit :
1 filxhan luleshtrydhe, të prera në feta
1 filxhan boronica
½ banane, e prerë në feta
1 lugë çaji fara liri të bluar
1 grusht spinaq
1 lugë maca pluhur
¼ filxhan shurup panje ose shijojeni pa

Drejtimet:
Përziejini gjithçka dhe shijoni!

Të ushqyerit
Kalori 45
Yndyrë totale 0 g
Karbohidratet totale 10 g
Proteina 1 g

91. jeshile dhe Smoothie me fiq

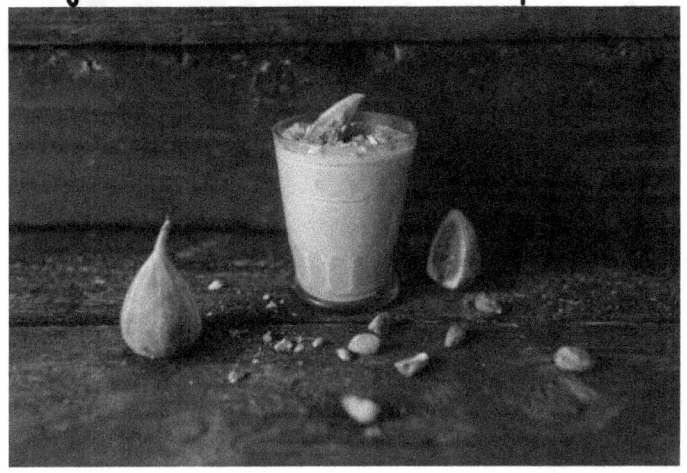

Serbimet: 2

Përbërësit :
2,5 ons spinaq bebe
1½-2 gota ujë
1 dardhe
2 fiq të njomur në ujë ose 3 fiq të freskët

Drejtimet:
Pureeni spinaqin me 1½ filxhan (300 ml) ujë. Prisni dardhën, e shtoni bashkë me fiqtë dhe e bëni përsëri pure.
Shtoni më shumë ujë për të gjetur konsistencën e duhur për Smoothie-n tuaj.

Të ushqyerit
Kalori: 280
Yndyrë: 9 g
Karbohidratet: 52 g
Fibra: 12 g
Proteina: 5 g

92. Smoothie për mëngjes me kivi

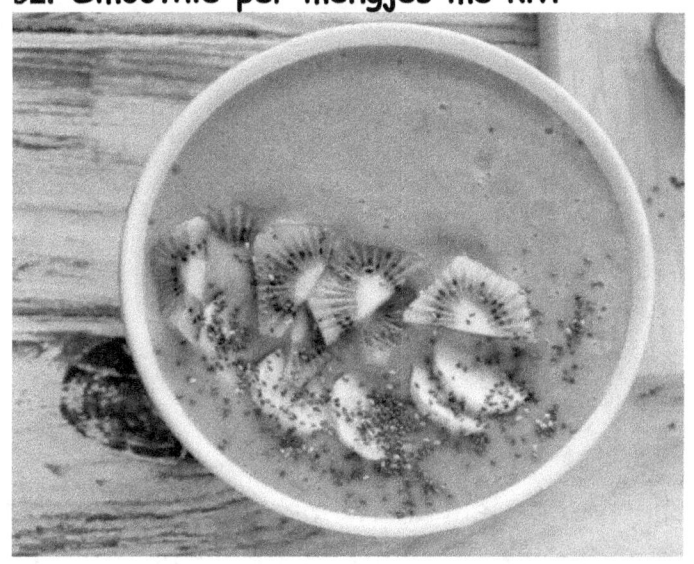

Serbimet: 2

Përbërësit :
1 dardhe
2 shkopinj selino
½ banane
2 kivi të gjelbër ose të artë
1 lugë gjelle ujë
½ lugë çaji xhenxhefil të bluar

Drejtimet:
Prisni dardhat, selinon dhe një nga kivit në copa të mëdha dhe përziejini në blender me 1 lugë gjelle ujë derisa të jenë të lëmuara.
Sipër hidhet kivi tjetër, i prerë në copa dhe xhenxhefili i bluar.

Të ushqyerit
Kalori për shërbim: 226
Yndyra totale 4.3 g
Karbohidratet totale 42.7 g
Proteina 8.5 g

93. Smoothie me manaferra dhe kopër

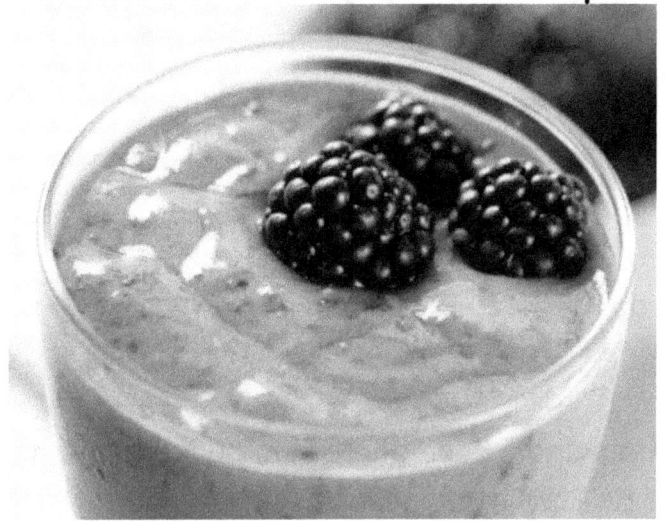

Serbimet: 2

Përbërësit :
1 mollë (të grimcuar dhe të prerë)
½ kopër i grirë
¼ filxhan ujë
1 lugë maca pluhur
½ filxhan manaferra

Drejtimet:
Pritini mollën dhe finokun në copa dhe bëjini pure me ujë në blender. Shtoni ujë në konsistencën e dëshiruar.
Shërbejeni të zbukuruar me manaferra.

Të ushqyerit
Kalori 141
yndyrë 1 g
Karbohidratet 23 g
Proteina 3 g

94. Smoothie me kungull i njomë, dardhë, mollë

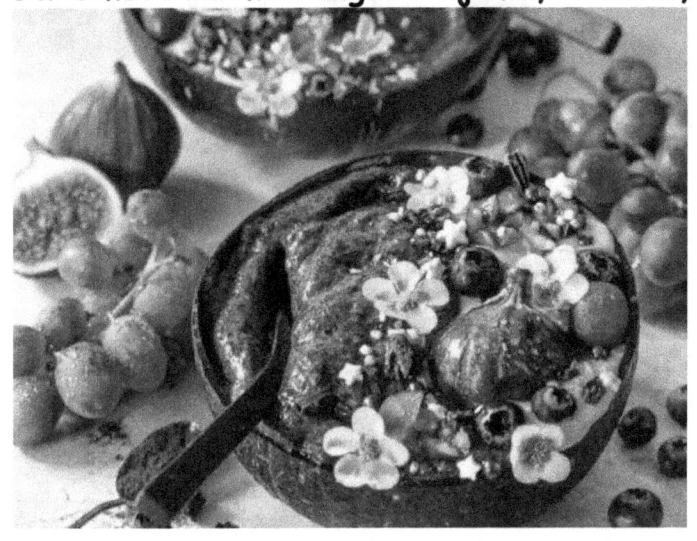

Serbimet: 2

Përbërësit :
½ kungull i njomë
1 dardhe
1 mollë
opsionale: kanellë pluhur dhe xhenxhefil të bluar

Drejtimet:
Pritini kungulleshkat dhe dardhat në copa të mëdha dhe i bëni pure në blender.
Shtoni mollën, e prisni në copa të mëdha dhe vazhdoni ta përzieni derisa të jetë homogjene. Shtoni ujë në konsistencën e dëshiruar.
Shërbejeni dhe spërkatni me kanellë dhe xhenxhefil të bluar.

Të ushqyerit
Kalori 253
Yndyrë 4.7 g
Karbohidratet 45.4 g
Proteina 12.6 g

95. me avokado dhe manaferra

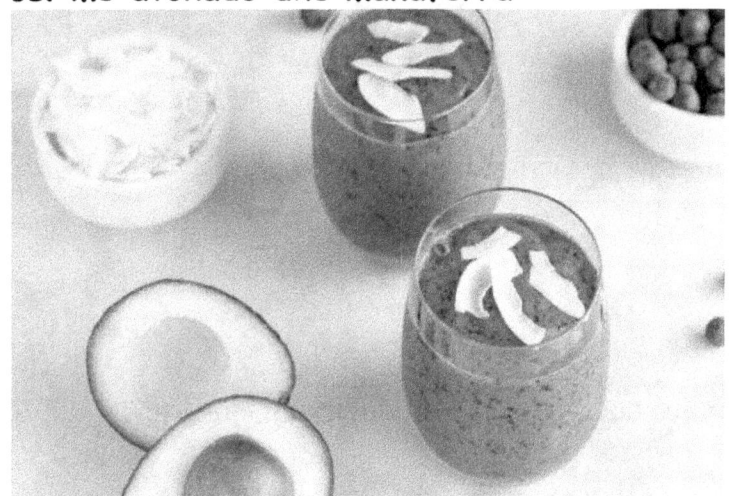

Serbimet: 2

Përbërësit :
1 avokado
1 filxhan boronica të ngrira është më e mira
1 lugë proteine pluhur
1 ½ filxhan ujë

Drejtimet:
Pritini avokadon në copa dhe boronicat e ngrira dhe përziejini.
Shtoni ujë dhe 7-10 kube akulli në konsistencën e dëshiruar.
Dekoroni me kokos të grirë.

Të ushqyerit
Kalori: 283
Karbohidratet: 42 g
Proteina: 6 g
Yndyra: 13 g

96. Smoothie Green Powerhouse

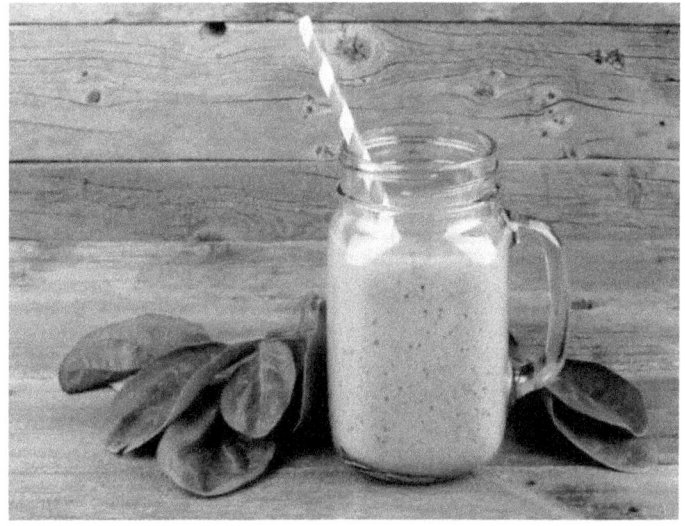

Serbimet: 2

Përbërësit :

1 tufë lakër jeshile

½ kastravec

4 shkopinj selino

1/3 e llambës dhe kërcellit të koprës

1 mollë jeshile

1 mollë Fuji

1 dardhe

½ limon

Dorezë xhenxhefili 1 inç (i grirë)

Drejtimet:

Përziejini të gjithë përbërësit për t'i kombinuar dhe ujin në konsistencën e dëshiruar.

Të ushqyerit

Kalori: 7 3

Karbohidratet: 53 g

Proteina: 5 g

Yndyra: 13 g

97. Smoothie për biberonin e stomakut

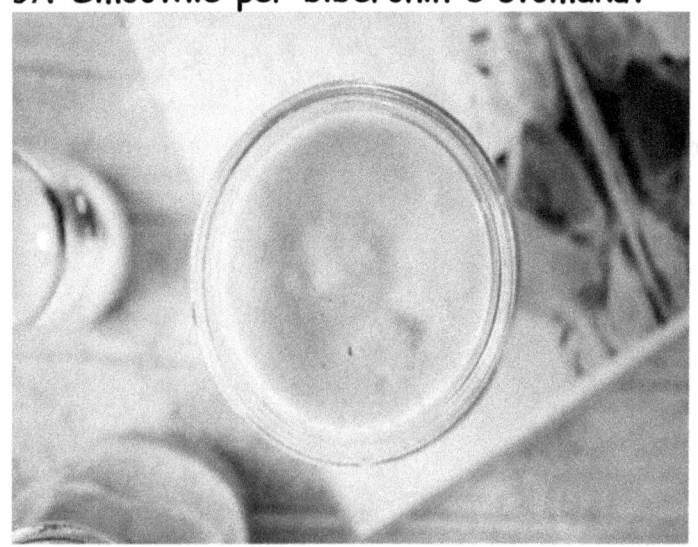

Serbimet: 2

Përbërësit :

1 kokë e vogël kopër

2 kërcell selino

1 grusht nenexhik

1 tufë majdanoz me gjethe të sheshta

½ mollë jeshile

2 lëng limoni

Drejtimet:

Përziejini të gjithë përbërësit për t'i bashkuar dhe shtoni ujë nëse është e nevojshme.

Të ushqyerit

Kalori: 140

Proteina: 5 g

Karbohidratet: 18 g

Yndyra: 4 g

98. Smoothie për rritjen e imunitetit

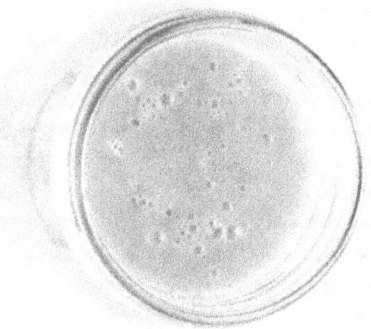

Serbimet: 2

Përbërësit :

½ kastravec

2 shkopinj selino

Një grusht spinaq

1 mollë

½ limon

1 inç xhenxhefil

Drejtimet:

Përziejini të gjithë përbërësit për t'i kombinuar. Kënaquni.

Të ushqyerit

Kalori: 112

Karbohidratet: 22 g

Proteina: 3 g

Yndyra: 3 g

99. Smoothie me pije ultra-cool

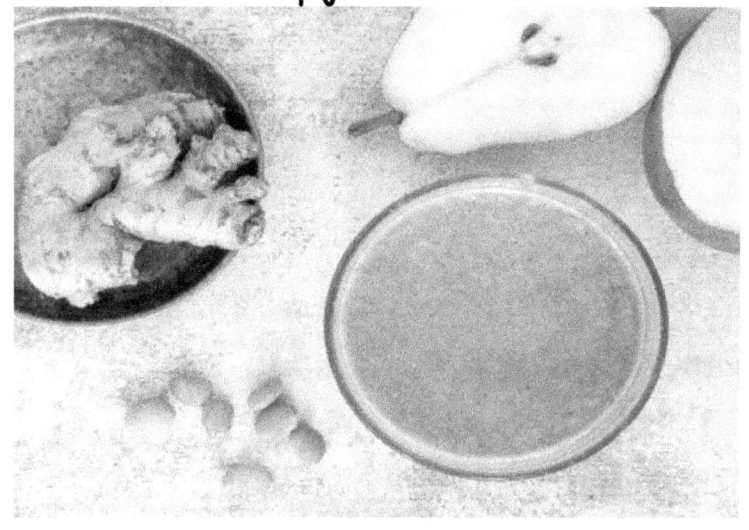

Serbimet: 2

Përbërësit :

8 kivi

3 mollë jeshile

1/3 kastravec

1 inç dorezë me xhenxhefil të freskët (i grirë)

Një grusht mente të freskët

Drejtimet:

Përziejini të gjithë përbërësit për t'i bashkuar. Kënaquni.

Të ushqyerit

Kalori 48

Karbohidratet 12 g

Yndyrë 0 g

Proteina 1 g

100. Smoothie detoksike me domate

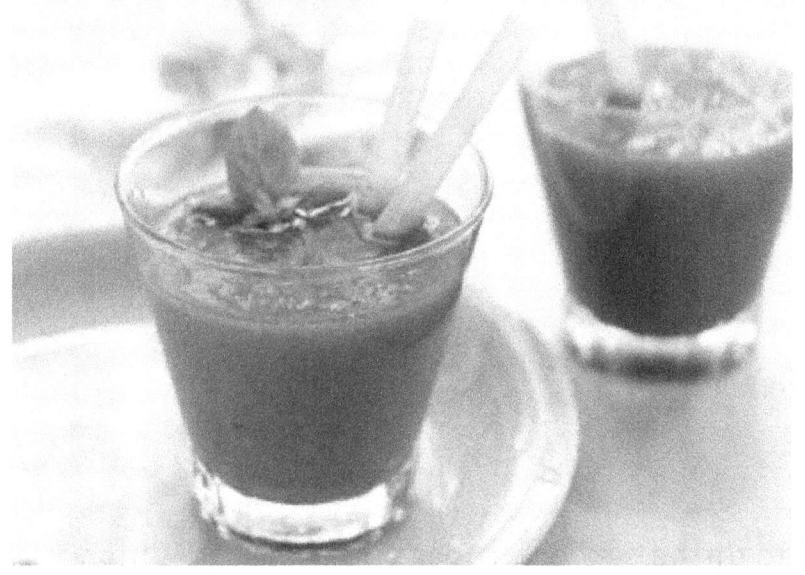

Serbimet: 2

Përbërësit :

1 kastravec

1 kërcell selino

1 grusht majdanoz

2 limonë Meyer

2 domate

Dorezë xhenxhefili 1 inç

Drejtimet:

Përziejini të gjithë përbërësit për t'i kombinuar. Shtoni ujë nëse është e nevojshme.

Të ushqyerit

Kalori: 83

Karbohidratet: 17 g

Proteina: 5 g

Yndyra: 1g

PËRFUNDIM

Ja ku e keni!

Për shkak se SHUMICE e këtyre Smoothies kanë nën 100 kalori për racion, ju do të dëshironi t'i kombinoni ato me diçka të fortë që kërkon përtypje dhe ka gërvishtje, si mollët, selino, kastravec dhe çdo gjë të ngjashme. Shijoni këto Smoothies pasi ato janë të pasura me antioksidantë dhe përfshijnë disa superushqime të shkëlqyera.

www.ingramcontent.com/pod-product-compliance
Lightning Source LLC
Chambersburg PA
CBHW050351120526
44590CB00015B/1645